急性缺血性脑卒中静脉溶栓治疗

Intravenous Thrombolysis for Acute Ischemic Stroke

徐 运 主编

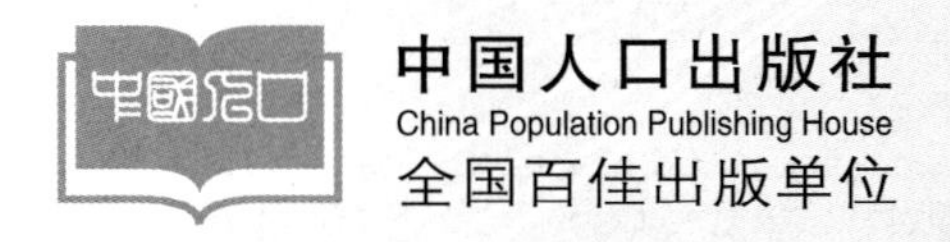
中国人口出版社
China Population Publishing House
全国百佳出版单位

图书在版编目（CIP）数据

急性缺血性脑卒中静脉溶栓治疗 / 徐运主编 . -- 北京 : 中国人口出版社，2022.12
ISBN 978-7-5101-8878-7

Ⅰ. ①急… Ⅱ. ①徐… Ⅲ. ①急性病—脑缺血—血栓栓塞—治疗 Ⅳ. ① R743.310.5

中国版本图书馆 CIP 数据核字（2022）第 230342 号

急性缺血性脑卒中静脉溶栓治疗

JIXING QUEXUEXING NAOCUZHONG JINGMAI RONGSHUAN ZHILIAO

徐 运 主编

责任编辑 曾迎新
美术编辑 刘海刚
责任印制 林 鑫 任伟英
装帧设计 北京利宏博识文化有限公司
出版发行 中国人口出版社
印 刷 天津中印联印务有限公司
开 本 710 毫米 ×1000 毫米 1/16
印 张 7
字 数 110 千字
版 次 2022 年 12 月第 1 版
印 次 2022 年 12 月第 1 次印刷
书 号 ISBN 978-7-5101-8878-7
定 价 42.00 元

电子信箱 rkcbs@126.com
总编室电话 （010）83519392
发行部电话 （010）83510481
传 真 （010）83538190
地 址 北京市西城区广安门南街 80 号中加大厦
邮政编码 100054

编委会

主　编：

徐　运

副主编：

李敬伟　吕佩源　王丽华　何　俐

编　委（按姓氏拼音排序）**：**

胡　晓　李　琳　马青峰　王润青　肖伊宁　叶　青

张　贺　张　曦　张　馨

内容提要

在“国家卫生健康委脑防委进一步规范脑卒中临床诊疗实践，全面推广脑卒中防治适宜技术”框架下，针对缺血性卒中静脉溶栓编写了这部论著，包括绿色通道建设与管理、卒中快速识别、静脉溶栓操作规范、静脉溶栓有效性和安全性评估、围溶栓期管理、静脉溶栓并发症的预防和处理等内容。全书根据国内外相关诊疗指南和专家共识，结合中国临床特点以及临床经验、实践体会，阐述静脉溶栓技术规范和全程管理的要点、注意事项以及相关进展。指导不同级别医院，不同层次医生掌握缺血性卒中溶栓技术以及全流程管理。

本书可以作为神经内科、急诊内科及相关专业医务人员的参考用书。

主编简介

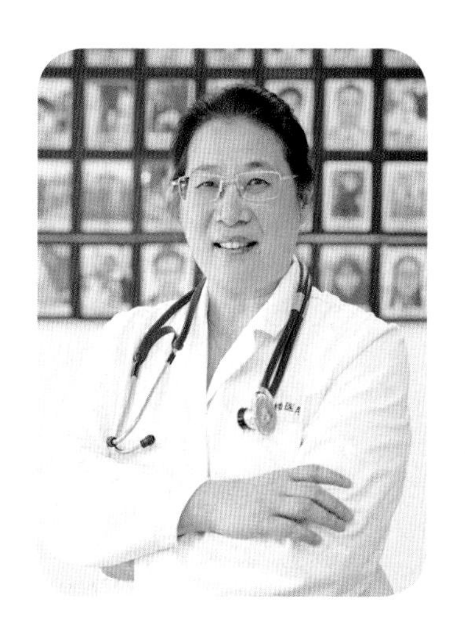

徐运，女，南京大学鼓楼医院神经科主任、主任医师、教授、博士生导师。国家首席科学家，国务院政府特殊津贴专家。中国杰出神经内科医师，江苏省优秀医学领军人才，荣获中国卒中奖等。国家和江苏省临床重点专科、江苏省神经病学重点学科主任、江苏省脑血管病诊疗中心主任，江苏省神经内科质控中心和脑卒中质控中心主任等。曾在德国海德堡大学、美国霍普金斯大学留学。一直从事神经内科临床、教学和科研工作。

现任中华医学会神经病学分会副主任委员，中华预防学会预防与控制专业委员会副主任委员，中国医师协会神经内科医师分会副会长，江苏省卒中学会理事长等，*Neuroscience Bulletin*、*Aging and Disease* 和 *Journal of Alzheimer's Disease* 副主编，《国际脑血管病杂志》《临床神经病学病杂志》《中风与神经疾病杂志》《中华脑血管病杂志》副总编辑，*Advanced Neurology* 主编等。

主持国家级、省部级重点科研项目 30 多项。其中主持科技部脑科学重大项目 1 项，国自然重点项目和重大国际合作项目 4 项。发表论文 300 余篇，第一和通讯 SCI 文章 202 篇，IF 830，H 因子 48。（*PNAS*，*Advanced science*，*Stroke*，*Brain Behav Immun*，*Mol Endocrinol*，*JCBFM*，*Aging Cell*，*J Neuroinflammation* 等），发明专利 10 项。主编和参编论著 12 部，主编研究生教材 1 部，副主编和参编“五年制”“八年制”教材 4 部。获省部级科技一、二等奖 5 项。

序

《急性缺血性脑卒中静脉溶栓治疗》一书是由中国临床一线的脑血管病知名专家组共同撰写完成。专家们最了解我国从基层到三甲医院不同地域和不同级别医院的溶栓现状以及各级医生的需求。结合国内外溶栓相关的最新诊疗指南和专家共识，以及专家们的临床实践经验，提出了适合中国各级医院的静脉溶栓操作规范；为了提高溶栓的有效性和安全性，本书分别提供了静脉溶栓有效性和安全性评估体系、静脉溶栓围溶栓期管理、溶栓并发症预防和处理等方案；静脉溶栓时间窗非常重要，为了让更多患者获益，本书提供了急性缺血性脑卒中快速识别的方法，同时为使患者尽快得到溶栓治疗，本书强调了卒中绿色通道建设的重要性，并介绍了如何建立卒中绿色通道？绿色通道如何维持、完善和管理？怎样质控？本书从规范化层面分别给了最佳答案；为了更好地规范静脉溶栓，本书还列举了不同情况下溶栓的典型病例。总之，我们希望为不同地区、不同级别医院和各级医生提供有益的帮助，让广大患者获益，为我国全民健康事业做出我们的贡献。

南京大学医学院附属鼓楼医院
神经内科
徐运
2022 年 12 月

前　言

脑卒中是严重危害我国国民健康的重大慢性非传染性疾病，占据我国居民第一位死亡原因，但同时也是可防可治的疾病，其中70%为缺血性卒中，急性缺血性脑卒中（acute ischemic stroke，AIS）的主要原因是血栓形成、血管闭塞，因此在第一时间内溶解血栓、开通血管从而恢复脑组织的血供是缺血性卒中最行之有效的治疗方法之一。

尽管在1995年已经证实了重组组织纤溶酶原激活剂（recombinant tissue plasminogen activator，rt-PA）治疗AIS的有效性和安全性，但这项工作的开展并不理想。调查表明我国发病后进行了溶栓治疗的AIS患者只有2.4%，远远低于发达国家的水平，而且地区发展极不平衡，部分二级医院甚至还没有开展或者很少开展静脉溶栓，因此改善我国AIS患者溶栓现状刻不容缓。AIS与其他疾病不同的地方还在于时间的紧迫性，脑动脉闭塞后每拖延一分钟，就会有190万个脑细胞死亡，这会大大影响患者后期的生活质量，表现在溶栓这项工作上就是治疗效果的下降和出血风险的增加，因此要想高质量地开展静脉溶栓，必须有高效的卒中救治绿色通道，来统筹院内外的救治主体、整合院内各科室的资源、落实多学科的紧密协作，才能够缩短入院—溶栓时间，而这些并不是一朝一夕能够完成的，需要科学谋划和专业指导。基于以上严峻的形势，国家卫生健康委脑卒中防治工程委员会组织编写了《急性缺血性脑卒中静脉溶栓治疗》一书，旨在推广溶栓技术并对溶栓患者进行全流程同质化管理。

本书从绿色通道建设与管理、急性缺血性脑卒中的快速识别、静脉溶栓操作规范、静脉溶栓有效性和安全性评估体系性评估、静脉溶栓围溶栓期管理、静脉溶栓并发症的预防和处理等六个方面，对缺血性卒中静脉溶栓进行了系统科学的阐述，并通过不同类型的溶栓经典案例，理论与实践相结合，进一步提升溶栓医师的临床水平。

衷心希望本书能为广大医务工作者的溶栓工作提供参考和指导，造福广大卒中患者。

南京大学医学院附属鼓楼医院
神经内科
徐运
2022 年 12 月

目 录

第一章　概　述

急性缺血性脑卒中（Acute Ischemic Stroke，AIS）是一种可致死亡和严重残疾的脑动脉闭塞的临床急症，早期开通血管、恢复脑组织血供是最根本的治疗方法。缺血时间越长，患者的临床预后越差，因此 AIS 的治疗具有很强的时间依赖性。阿替普酶（recombinant tissue Plasminogen Activator，rt-PA）静脉溶栓一直是各国指南共同推荐的治疗 AIS 最有效的方法之一，国家卫健委脑卒中防治工程委员会（以下简称“国家卫生健康委脑防委”）一直推动我国卒中中心建设和静脉溶栓技术的普及。

一、缺血性脑卒中静脉溶栓的历程和现状

1995 年，美国国立神经疾病和卒中研究院（National Institute for Neurological Disorders and Stroke，NINDS）发表了急性卒中静脉溶栓试验结果[1]，该研究对卒中症状发作 3h 内的患者随机进行 0.9mg/kg 阿替普酶静脉溶栓或安慰剂治疗，尽管症状性脑出血的发生率有所增加，但溶栓组 3 个月后的临床预后得到了显著改善，最终开启了 AIS 静脉溶栓治疗的新纪元。2008 年，欧洲协作性急性卒中溶栓试验 -3[2]（European Cooperative Acute Stroke Study 3，ECASS-3）评估卒中症状发作 3~4.5h 静脉注射 0.9mg/kg 阿替普酶的安全性和有效性，结果显示缺血性卒中发作后 3~4.5h 阿替普酶静脉溶栓依然显著改善临床预后，从而将静脉溶栓的时间窗延长到 4.5 小时。2019 年急性缺血性卒中患者静脉溶栓扩大时间窗研究[3]（Extending the Time for Thrombolysis in Emergency Neurological Deficits，EXTEND），是基于灌注成像选择患者，评估卒中症状发作 4.5~9h 静脉溶栓的安全性及有效性，该研究选取卒中症状发作 4.5~9h 或醒后卒中（从睡眠开始算起 9h 内）的患者，并采用灌注和扩散快速处理软件（RApid processing of PerfusIon and Diffusion，RAPID）评定计算机体层灌注成像（Computed Tomography

Perfusion，CTP）低灌注体积 / 梗死核心体积 >1.2，且绝对差值 >10ml，且梗死核心 <70ml。主要结局显示，3 月时 mRS 0~1 分者静脉溶栓组为 39%，安慰剂组为 29%（P=0.04），提示 CTP 或 MRP 指导下，4.5~9h 的 AIS 患者 rt-PA 静脉溶栓是安全有效的。

从以上发展历程可以看出，临床科学家用了 24 年的时间将溶栓的时间窗从 3 小时延长到 4.5 小时，再延长到目前的 9 小时，大大地增加了获益的患者人群。同时，我们也认识到通常所采用的时间窗是从临床角度去判断的，多模影像评估技术的发展，从组织窗角度，让更多的患者获益。

尽管我国于 2004 年批准了 rt-PA 的应用，但十多年来我国静脉溶栓的开展并不理想。2012~2013 年开展的中国国家卒中登记Ⅱ（China National Stroke Registry Ⅱ，CNSR Ⅱ）研究[4]对我国 AIS 患者接受静脉溶栓的现状进行了统计分析，纳入了全国 219 家医院共 19604 例患者。数据表明，我国 AIS 患者总体溶栓率 2.5%，同期美国溶栓率为 8.1%，入院—溶栓时间（Door to Needle Time，DNT）分别为 95 分钟和 62 分钟，中国 2h 内抵达医院、3h 内接受 rt-PA 静脉溶栓的比例仅为 18.3%，同期美国为 83.6%，由此可见，溶栓比例、DNT 时间与发达国家相比仍有较大差距。《中国脑卒中防治报告 2019》指出，2017 年全国急性缺血性卒中平均溶栓率仅为 1.91%，三级综合医院溶栓率 2.57%，二级医院溶栓率 1.10%。除了溶栓整体比例偏低之外，我国不同区域脑卒中溶栓水平差异也非常大。首都医科大学附属北京天坛医院调查了全国共 445 家医院的绿色通道的情况，结果显示，位于我国东部的医院 DNT 显著低于西部的医院（P=0.036），而且东部的医院接受溶栓的比例明显高于西部的医院（P<0.001）。要改善这一现状，一方面要大力推广 AIS 溶栓技术，另一方面要加强卒中中心建设，缩短 DNT，提高溶栓质量。近年来，在国家卫生健康委脑防委的推动下，溶栓数量和质量不断提升，从 2017 年的 1.95 万例增长到 2018 年的 5.19 万例，高级卒中中心的 DNT 也平均缩短至 51 分钟。

二、缺血性脑卒中静脉溶栓展望

20 多年来，关于新的静脉溶栓药物的研发就没有停止过，其中最有可能在未来接棒 rt-PA 的就是第三代溶栓药物——替奈普酶，相对于阿替普酶，后者具有更长的半衰期和更强的纤维蛋白结合特异性。挪威急性卒中替奈普酶静脉溶栓试验（Norwegian Tenecteplase Stroke Trial，NOR-TEST）纳入了发病4.5h内的缺血性卒中患者共1100例，基线NIHSS评分中位数4分，比较0.4mg/kg替奈普酶和0.9mg/kg阿替普酶，结果显示两组的安全性和有效性均无显著差异[5]。评估机械取栓术前替奈普酶与阿替普酶多中心随机对照研究[6]（Tenecteplase versus Alteplase before Thrombectomy for Ischemic Stroke，EXTEND-IA TNK）入组了发病4.5h内静脉溶栓并行取栓治疗的患者202例，比较替奈普酶0.25mg/kg组和0.9mg/kg阿替普酶，发现取栓术前替奈普酶良好再灌注率高于阿替普酶组（22% vs 10%），死亡风险（10% vs 18%）和症状性颅内出血发生率（1% vs 1%）没有显著差异。最关键的是替奈普酶在使用时非常方便，只要单次推注给药即可，这可以简化溶栓操作，也有助于溶栓后的进一步转运。

随着取栓技术的广泛开展，对于怀疑大血管闭塞的缺血性卒中患者，是否可以跨过静脉溶栓直接进行取栓，正成为研究热点。2020年5月7日，由海军军医大学长海医院刘建民教授牵头，联合中国41家大医院共同完成了一项多中心，前瞻性多中心随机对照实验，即Direct-MT研究。结果表明，对于发病4.5小时以内的急性前循环大血管闭塞性缺血性卒中患者，单独采用血管内取栓的功能性结局，不劣于阿替普酶静脉溶栓联合血管内取栓。2021年1月19日，由陆军军医大学第二附属医院牵头，联合全国32家医院协同开展的旨在优化急性前循环大血管闭塞患者救治方案的一项多中心随机对照实验（DEVT研究）发表，结果显示，对于急性前循环大血管闭塞患者，直接进行血管内治疗的疗效不劣于桥接治疗。这两项研究表面上看是直接取栓的成功，似乎可以跨越静脉溶栓直接进行动脉内取栓，但中国地域辽阔，患者众多，地域之间技术差别巨大，能够开展血管内取栓且绿色通道极为通畅的医院主要集中在少数大医院，要想直接取栓往往意味着更长的转运时间、更多的评估方法，这对缺血性卒中患者来说是得不偿失的。两项研究同时还认为桥接治疗是安全的，静脉溶栓并不显著增加出血的风险，这提示我们更应该推广、普及静脉溶栓方法，将这一技术下沉到基层医院，让AIS患者在第一时间内就能接受静脉溶栓。

静脉溶栓可以显著改善部分缺血性卒中患者的预后，且容易操作，对器械及设备的要求较低，较易在各级医疗机构推广，新型溶栓药物未来可期。

（徐　运）

参考文献

[1] National Institute of Neurological Disorders and Stroke rt–PA Stroke Study Group. Tissue plasminogen activator for acute ischemic stroke [J]. N Engl J Med. 1995, 14, 333 (24): 1581–1587.

[2] HACKE W, KASTE M, BLUHMK E, et al. Thrombolysis with alteplase 3 to 4.5 hours after acute ischemic stroke [J]. N Engl J Med, 2008, 359: 1317–1329.

[3] Henry M, Bruce C, Mark W, et al. Thrombolysis guided by perfusion imaging up to 9 hours after onset of stroke [J]. N Engl J Med, 2019, 380 (19): 1795–1803.

[4] Runqi Wangqin, Daniel T Laskowitz, Yongjun Wang, et al. International Comparison of Patient Characteristics and Quality of Care for Ischemic Stroke: Analysis of the China National Stroke Registry and the American Heart Association Get With The Guidelines—Stroke Program [J]. J Am Heart Assoc, 2018, 7 (20): e010623.

[5] Logallo N, Kvistad C, Nacu A, et al. The Norwegian tenecteplase stroke trial (NOR–TEST): randomised controlled trial of tenecteplase vs. alteplase in acute ischaemic stroke [J]. BMC Neurol, 2014, 14: 106.

[6] Campbell B, Mitchell P, Churilov L, et al. Tenecteplase versus Alteplase before Thrombectomy for Ischemic Stroke [J]. N Engl J Med, 2018, 378 (17): 1573–1582.

第二章 绿色通道建设与管理

第一节 绿色通道在急性卒中诊疗中的重要性

卒中起病急，病情发展迅速，可造成严重的神经功能损害，常伴有相应的意识障碍和肢体症状，是一种严重的致死致残性疾病，是世界范围内导致人口死亡的一项重要原因，居疾病负担第二位[1]，严重威胁人类生存生活质量。在我国，随着社会的老年化以及心脑血管疾病危险因素的增加，近三十年来卒中发病率急剧攀升。2002 年我国 40~74 岁居民首次卒中标化发病率为 189/10 万人[2]，近两年的全国性调查显示，年龄标准化发病率上升至 246.8/10 万人，患病率与死亡率均较前显著升高，疾病负担愈加严重[3]，成为我国居民第一位死亡原因。临床上以急性缺血性卒中最为常见，占比达到 70%[4]。发生 AIS 时，颅内外主要供血的动脉发生突然闭塞或严重狭窄，颅内血流供应受阻，缺血区脑组织将发生不可逆转的损伤坏死。

“时间就是大脑，时间就是生命”，AIS 的救治强调早诊早治，患者出现临床症状后，迅速识别，准确判断，及时开展针对性的再灌注恢复治疗是挽救患者生命、改善功能预后的关键。时间窗内对无明显禁忌证的患者开展静脉溶栓治疗是 AIS 最有效的治疗手段。目前多个国家和地区的指南均倡导尽量缩短 DNT，应争取在 60 分钟内完成。美国心脏协会 / 美国卒中协会指南建议，50% 以上接受静脉溶栓的急性缺血性卒中患者 DNT 应缩短至 60 分钟以内[5]。然而在我国 AIS 救治效率尚不理想，仅 21.5% 的急性缺血性卒中患者在发病 3 小时内可送抵急诊科，仅 12.6% 的患者有机会接受溶栓治疗，最终接受溶栓治疗的患者仅占 2.4%；此外，从患者到达急诊科至启动溶栓治疗的平均 DNT 为 116 分钟，与发达国家相比显著延迟[6-8]。

针对当前卒中救治现状，《中国急性缺血性卒中诊治指南》多次强调，有条件的医院应建立卒中急诊绿色通道，对疑似卒中患者进行快速诊断，确保卒中患者得到优先处理和治疗，降低致死致残率，改善预后[9]。近年来，在国家卫生健康委神经内科质量控制中心和国家卫生健康委脑防委的积极引导和大力推动下，越来越多的医院响应号召，建设卒中中心，开设卒中急诊绿色通道，更多的卒中患者得到了及时的治疗，短短几年内，卒中急诊绿色通道如雨后春笋般相继在全国建立并日趋完善，造福了无数卒中患者。

第二节　绿色通道建设与管理

绿色通道的建设与管理是卒中救治的关键。据文献报道，结合我国实际，急诊卒中绿色通道的构建应包括以下几项要素：院前信息沟通，与急救中心紧密协作；院内信息系统互通，多学科数据共享；优质急诊卒中救治团队；全程明确标识指引；严格规范诊疗流程；多学科（含辅助科室）协作[10]。以下将进行详细阐述。

一、院前信息沟通，与急救中心紧密协作

医院卒中中心应围绕急性卒中救治与本地区 120 签署合作协议，协议包括针对 120 院前急救人员的培训机制、急性卒中患者的联合救治计划，并联合 120 急救单位定期开展实地培训、质控，提高 120 急救人员对卒中的识别和救治能力。在接到患者后，120 应第一时间告知卒中中心，并向卒中中心传递患者病史、发病时间、现场评估等病情基本信息，以及行车路线、实时 GPS 定位等交通信息，值班医护人员迅速做好接诊准备，为患者到院后快速启动院内救治流程争取宝贵的时间，实现院前—院内卒中救治的无缝衔接。

二、院内信息系统互通，多学科数据共享

卒中中心应完善信息系统建设，急诊卒中患者有急诊电子病历可供查询；统一时间记录方案，准确记录患者入院后各关键诊疗环节的时间节点；建立患者全息视图，实现院内卒中相关的多学科的病历信息数据共享，包括医技科室与临床科室之间的信息共享（如影像科、检验科、超声科及神经内科等相关临

床科室之间）以及卒中相关临床学科之间的患者诊疗信息共享。

三、设立急诊卒中救治团队

1. 人员及学科要求

卒中中心应构建具备急性卒中救治经验的专业团队，流程符合医院实际，人员符合要求，分工和职责明确。团队应包括急诊科、神经内科、神经外科、影像科、检验科、麻醉科等卒中相关学科，设立独立的神经科或脑血管病急诊，并有 7×24 小时独立值班医生；团队应有专职绿道护士以及专业运输人员；团队应配备经过脑血管病诊疗技术专业化培训的神经内科医师、神经放射科诊断医师、放射科技师、检验科医师、康复师、可完成颈动脉超声和心脏彩超的超声科医师。在此基础上，综合防治卒中中心还需增加具有血管内治疗资质的神经介入医师、NICU 医师等。国家卫生健康委脑防委办公室提出综合防治卒中中心救治团队成员应确保在收到患者来院信息的 5 分钟内到达绿色通道并开始处置患者。

2. 设备配置要求

急诊设置卒中溶栓专用床、卒中溶栓称重专用设备；常规配备目前常用的卒中溶栓药物，包括重 rt-PA 和（或）尿激酶，定期检查药物有效期；配备有 64 排或以上的计算机断层扫描（Computed Tomography，CT）和彩色多普勒超声仪、经颅多普勒超声等设备，能进行血常规（24 小时 /7 天）、血生化（24 小时 /7 天）、凝血功能（24 小时 /7 天）、D- 二聚体（24 小时 /7 天）等必要的实验室检查；高级卒中中心要求急诊 24 小时 CTP 及 CTA，DSA，有条件配备 MRI（3.0T 或以上，包括 T1、T2、$T2^*$、SWI、FLAIR、DWI、PWI、MRA、MRV 及增强扫描）。

3. 科室设置要求

具有独立设置的急诊科（与院前急救系统紧密连接）、神经重症、血管超声、神经介入，神经内科应有明确的病区（卒中单元）与卒中绿色通道对接。

四、全程明确标识指引

1. 院外

卒中中心应在医院周边地区的主要交通要道、医院门诊、急诊的入口处设置醒目的指引标志，引导患者快速到达急诊科 / 卒中中心。

2. 门诊及住院部

在门诊大厅、医院内流动人群集中的地方设置醒目的指引标志，引导患者快速到达急诊科 / 卒中中心。

3. 急诊就诊

急诊科分诊、挂号、诊室、收费、影像、抽血、检验、药房等均应设置卒中患者优先标识。

4. 人员特殊标识

卒中相关学科医护人员及卒中患者均应佩戴标识（含胸牌及臂章标识），且要求标识明显。

五、严格规范诊疗流程

绿色通道病历记录应使用规范化模板；结合医院实际和人员安排，设置绿色通道救治流程与诊疗规范；设置规范、全面完善的短暂性脑缺血发作（Transient Ischemic Attack，TIA）和急性卒中救治流程与诊疗规范；设置急性缺血性卒中溶栓治疗的处理流程及诊疗规范；具备血管内治疗能力的卒中中心，需有脑血管病相关的介入治疗指南、共识、标准化流程或方案文件，并根据规范制定急诊血管内治疗处置流程和诊疗规范；对于不具备血管内治疗能力的卒中中心，还应设立对急诊卒中进行直接或桥接血管内介入治疗（取栓）适应证的评估流程、转院流程；急性卒中行血管内治疗（取栓）前，建立导管室、麻醉科等相关科室与绿色通道的协同工作机制和流程。

六、定期人员培训

院内针对卒中中心管理人员、质控人员、救治小组以及相关学科人员开展相关培训，以专题培训、业务指导、晨会讲课等方式开展卒中防治知识及专业技术培训，内容应涉及急性卒中的早期识别及处理；防治卒中中心还应外派本院卒中防治相关专业人员到高级卒中中心学习卒中防治适宜技术或参加规范化技能培训。

第三节　绿色通道的技术指标

绿色通道的主要技术指标包括年静脉溶栓量、DNT、患者到院至股动脉穿刺时间（Door-to-puncture Time，DPT）和在院急性卒中患者 NIHSS 评分完成情况。此外，针对防治卒中中心，还应关注以下技术指标：有桥接或直接动脉内溶栓 / 取栓指征的患者上转率、急性卒中患者完成急诊 CT 扫描的平均时间（入院到 CT 检查完成时间）、急诊血常规 + 血糖检验报告出具的平均时间（从采血到出具检查结果时间）。现将各技术指标要求简列如下。

一、年静脉溶栓量

参考国家卫生健康委神经内科质量控制中心和国家卫生健康委脑防委的要求，卒中中心平均每年接收至少 400 例卒中及短暂性脑缺血发作的患者至卒中单元，且每年至少有 20 例患者行溶栓治疗；高级卒中中心标准提高至 500 例，至少有 50 例溶栓治疗。

二、DNT 和 DPT

按照现行国内外指南要求[5, 9]，急性缺血性卒中 DNT 均不应超过 60 分钟，在此基础上，结合国家卫生健康委脑防委的要求，高级卒中中心应尽可能达到 45 分钟以内，防治卒中中心尽可能达到 60 分钟以内。

参考美国高级卒中中心的建设意见及加拿大介入外科学会的标准，DPT 不应超过 120 分钟。对于桥接治疗的患者，应在溶栓治疗开始后的 90 分钟内开始行动脉穿刺，DPT 不应超过 150 分钟[10-12]。

三、急性卒中患者完成 NIHSS 评分情况

所有进入绿色通道的急性缺血性脑卒中患者，NIHSS 评分完成率应为 100%。

四、入院到辅助检查完成时间

就诊 25 分钟内应开始头部 CT 检查，完成时间不应超过 30 分钟；采血到出具检查结果不应超过 15 分钟。

五、其他

无血管内介入治疗（取栓）能力的防治卒中中心，有桥接或直接动脉内溶栓 / 动脉内取栓指征的患者上转率也应作为质量控制指标之一，根据国家卫生健康委脑防委要求，患者上转率不应低于 80%。

（何　俐）

参考文献

[1] Donnan G, Fisher M, Macleod M, et al. Stroke [J]. Lancet, 2008, 371 (9624): 1612-1623.

[2] GUAN T, MA J, LI M, et al. Rapid transitions in the epidemiology of stroke and its risk factors in China from 2002 to 2013 [J]. Neurology, 2017, 89 (1): 53-61.

[3] WANG W, JIANG B, SUN H, et al. Prevalence, incidence, and mortality of stroke in china: Results from a nationwide population-based survey of 480687 adults [J]. Circulation, 2017, 135: 759-771.

[4] RAthore S, Hinn A, Cooper L, et al. Characterization of incident stroke signs and symptoms: findings from the atherosclerosis risk in communities study [J]. Stroke, 2002, 33 (11): 2718-2721.

[5] Powers W, Rabinstein A, Ackerson T, et al. 2019 Guidelines for the Early Management of Patients With Acute Ischemic Stroke. A Guideline for Healthcare Professionals From the American Heart Association/American Stroke Association [J]. Stroke, 2018, 49 (3): e46-110.

[6] WANG Y, LIAO X, ZHAO X, et al. Using recombinant tissue plasminogen activator to treat acute ischemic stroke in China: analysis of the results from the Chinese National Stroke Registry (CNSR) [J]. Stroke, 2011, 42: 1658-1664.

[7] 王文，朱曼璐，王拥军，等. 中国心血管病报告 2012 概要 [J]. 中国循环杂志，2013，28 (6): 408-412.

[8] Jauch E, Saver J, Adams H, et al. Guidelines for the early management of patients with acute ischemic stroke: a guideline for healthcare professionals from the American Heart Association / American Stroke Association [J]. Stroke, 2013, 44 (3): 870-947.

[9] 中华医学会神经病学分会，中华医学会神经病学分会脑血管病学组. 中国急性缺血性卒中诊治指南 2018 [J]. 中华神经科杂志，2018，51 (9): 665-682.

[10] Harris D, Hall C, Lobay K, et al. Canadian Association of Emergency physicians position statement on acute ischemic stroke [J]. CJEM, 2015, 17 (2): 217-226.

[11] Leifer D, Bravata D, Connors J, et al. Metrics for measuring quality of care in comprehensive

stroke centers: detailed follow-up to Brain Attack Coalition comprehensive stroke center recommendations: a statement for healthcare professionals from the American Heart Association/ AmeriAmerican Stroke Association [J]. Stroke, 2011, 42 (3): 849-877.

[12] David S, Carl M, Christophe C, et al. Multisociety Consensus Quality Improvement Guidelines for Intraarterial Catheter-directed Treatment of Acute Ischemic Stroke, from the American Society of Neuroradiology, Canadian Interventional Radiology Association, Cardiovascular and Interventional Radiological Society of Europe, Society for Cardiovascular Angiography and Interventions, Society of Interventional Radiology, Society of NeuroInterventional Surgery, European Society of Minimally Invasive Neurological Therapy, and Society of Vascular and Interventional Neurology [J]. J Vasc Interv Radiol, 2013, 24: 151-163.

第三章 急性缺血性脑卒中的快速识别

高效的卒中救治始于对卒中发病的早期、有效识别。然而，我国社区人群对卒中常见症状的知晓率明显不足，卒中早期症状的知晓率为41.8%~53.6%[1]，全部警示症状的知晓率仅为15.6%，更值得关注的是只有17.6%的人会在出现这些症状时立即呼叫120急救[2]。急救人员也需要提高脑卒中的院前识别能力，以便迅速响应，优先调度、合理转运。

自20世纪50年代起，国外学者相继开发了多种脑卒中评价量表，用于院前急救、急诊室筛查和卒中单元评估，以期进行快速识别、诊断和对神经功能、预后进行评价。

一、院前急救脑卒中评价量表

1. 面、臂、语言试验（The Face Arm Speech Test，FAST）

FAST是英国纽卡斯尔的神经内科医生Gary Ford等在1997年制定的一个卒中速诊程序，被用于当地的救护车辅助医务人员对疑似卒中患者快速分诊并送至静脉溶栓的卒中中心[3]。FAST（表3-1）包括3个突发症状，即口角歪斜（Face）、上肢无力（Arm）和言语困难（Speech），加上“T”一语双关，其一意指检查（Test），其二是强调了（Time）“时间就是大脑”的理念，提倡立即拨打急救电话，4个首字母组成“FAST”一词，简明易学，朗朗上口，切合卒中救治需要快速行动的主旨[4]，目前已经成为全世界应用最广泛的卒中识别工具。但有研究发现，仅用FAST有14%的急性脑卒中患者漏诊，而增加步态（平衡）和视觉症状，漏诊的比例会降至4.4%，故提出BE-FAST更为全面，“B”为平衡（Balance），“E”为视觉（Eyes）[5, 6]。

然而，由于语言的差异，在中国以“FAST”宣传难免失之原韵。因此，

2016 年有中国学者提出适合中国人群的卒中快速识别工具“中风 120”。其中“1”代表“看 1 张脸”，“2”代表“查 2 只胳膊”，“0”代表“聆听语音”，把卒中识别与我国医疗急救服务的电话号码 120 融为一体，好懂易记[7]。在此基础上提出来的中风快速识别口诀“举手、呲牙、说句话，若有问题打电话”，以中国老百姓喜闻乐见的顺口溜的形式概括了中风早期快速识别的主要技术，更为通俗，更具中国特色，更容易被老百姓记住。

2. 辛辛那提院前卒中评分量表（Cincinnati Pre-hospital Stroke Scale，CPSS）

CPSS 是 Kothari 等[8]在 1997 年根据其在美国辛辛那提大学的经验开发，由美国国立卫生研究院脑卒中量表（National Institutes of Health Stroke Scale，NIHSS）简化而来。包括 3 个项目（表 3-2）：①脸：一侧面部是否下垂；②手臂：让患者两手平举时，其单侧手臂是否会漂移下垂；③说话：说话是否含糊不清或失语。虽然没有包含全部的脑卒中症状，但对院前急救人员和医生而言都具有良好的重现性，可有效识别适合溶栓治疗的脑卒中患者，尤其是前循环脑卒中患者。Kothari 等[8]从急诊和神经内科住院的 860 例患者中抽取 170 例患者的回顾性研究发现，CPSS 识别脑卒中的敏感度为 66%，特异性为 66%，识别前循环脑卒中的敏感度为 88%。

3. 洛杉矶院前脑卒中识别量表（Los Angeles Pre-hospital Stroke Screen，LAPSS）

LAPSS 由美国学者 Kidwell 等[9]采用改进的 Delphi 方法开发，专门为院外确认中风而设计的简便（耗时≤3 分钟）、可靠的中风筛检工具。该量表（表 3-3）包括 4 个病史项目（年龄 >45 岁，无痫性发作或癫痫病史、症状持续时间 <24 小时、过去未卧床不起或依赖轮椅），1 个血糖测试项目（血糖在 3.3~22.2mmol/L），以及 3 个用以检查有无面瘫及非对称性肢体瘫痪（手部握力和臂部力量）的体查项目。判断标准：筛查内容的条目选项全部为“是”和/或“不详”，加体格检查中的任何一项或以上，则考虑“脑卒中”；如果筛查内容中任何一项是“否”，则排除脑卒中，仅提示脑卒中类似症状。Kidwell 等[9]运用 LAPSS 对 206 例疑似脑卒中的患者研究发现，其识别脑卒中的敏感度为 91%，特异性为 97%，有助于院前急救人员有效识别脑卒中。

但 LAPSS 量表中神经体征项目的局限性、年龄项设定偏高及血糖值的标准影响了量表测量的准确度，而随后研究中根据我国具体国情对 LAPSS 量表进行了进一步的改良，将年龄修改为≥18 岁，增加了语言检查项，未列入卧床不起或依赖轮椅一项，通过比较，发现改良洛杉矶院前卒中筛查量表（Modified Los Angeles Pre-hospital Stroke Screen，MLAPSS）诊断脑卒中的敏感度上升，但其特异度稍有下降[10]。

4. 墨尔本急救车卒中筛查量表（Melbourne Ambulance Stroke Screen，MASS）

MASS 量表是 Bray JE 等[11]在 2005 年所设计，旨在规范院前脑卒中评估，协助急救人员诊断脑卒中。该量表是 LAPSS 及 CPSS 量表的组合形式，包括了 LAPSS 量表全部项目及 CPSS 的构音不清项目，其设计目的在于吸取 LAPSS 和 CPSS 量表的优点，以提高诊断价值。

二、大血管闭塞性脑卒中的院前识别

随着血管内治疗在大血管闭塞性脑卒中早期治疗中疗效的肯定，如何快速地识别大血管闭塞（Large Vessel Occlusion，LVO），尽快将患者送至具有血管内治疗能力的卒中中心，越来越受到大家的重视。一系列大血管闭塞性脑卒中的院前识别量表也随之出现，如洛杉矶运动量表（Los Angeles Motor Scale，LAMS）、辛辛那提院前卒中严重程度评分（Cincinnati Pre-hospital Stroke Severity Scale，CPSSS）、卒中现场评估和分类转运评分（Field Assessment Stroke Triage of Emergency Destination，FAST-ED）、动脉闭塞快速评估量表（Rapid Arterial occlusion Evaluation，RACE）等。除神经科医师外，急诊相关人员如急诊护士、非专科医师乃至非医务工作者均可在接受简单培训后使用并判定结果，以便进一步分类转运，有利于减少院前延误，提高早期救治率。

1. LAMS

LAMS 源自 LAPSS 和 NIHSS，是最早用于院前评价卒中严重程度的预测工具，内容包括面瘫（0~1 分）、握力（0~2 分）、上肢瘫痪（0~2 分）3 个评分项目，最高分为 5 分[12]（表 3-4）。相较 NIHSS 评分，LAMS 评分内容简单，操作方便，可在半分钟内迅速完成，方便非神经科医生评估。其以 LAMS 评分≥4 分作为诊断界值，其预测持续性 LVO 的敏感度为 81%，特异度为 89%，总体准确度达 85%[13]。

2. CPSSS

CPSSS是2015年由美国辛辛那提大学医学院Katz等[14]利用两项NINDS t-PA研究（2 National Institute of Neurological Disorders and Stroke Tissue Plasminogen Activator Stroke Study trials）数据分析得出，包括双眼凝视（0~2分）、意识水平（0~1分）、肢体活动（0~1分）3项内容，最高分为4分（表3-5）。当CPSSS评分≥2分，预测NIHSS≥15分，敏感性为83%，特异性为40%。

3. FAST-ED

FAST-ED由美国学者Lima等[15]设计，内容包括面瘫（0~1分）、上肢无力（0~2分）、语言障碍（0~2分）、眼球凝视（0~2分）、失认/忽视（0~2分）5个方面，总分9分（表3-6）。当FAST-ED评分≥4分时，其敏感度及特异度分别为60%、89%。另外，Nogueira等[16]针对该量表又开发出相应的专用计算器，作为手机软件，用户可免费下载使用，极大地便捷了该量表的院前应用。

4. RACE

RACE是德国学者Pérez de la Ossa等[17]基于NIHSS评分设计的急性前循环LVO预测工具，该量表从中筛选出面瘫（0~2分）、上肢运动（0~2分）、下肢运动（0~2分）、凝视（0~1分）、失语（0~2分）及失认（0~2分）等具有高度预测价值的评分项目，总分9分（表3-7）。当RACE评分≥5分时，其敏感度及特异度分别为85%、68%。Turc等[18]对多个预测工具的外部验证结果证实RACE评分准确性仅次于NIHSS评分，达79%。尽管RACE评分较NIHSS评分内容简单，但相较于其他院前卒中严重程度量表而言，项目仍较繁多，不便于急救人员操作。

三、急诊室脑卒中识别评分量表

急诊室脑卒中识别评分量表（The Recognition of Stroke in the Emergency Room scale，ROSIER）是英国学者Nor AM等于2005年设计的专门用于急诊室内识别脑卒中的评分量表[19]。该量表是从343例疑似脑卒中患者中，通过Logistic回归分析而建立，其评估的项目包括：意识丧失或晕厥、痫性发作、面瘫、非对称性上下肢体瘫痪、言语障碍、视野缺损。前两个项目各赋值为-1分，其余各赋值+1分，总分大于0分考虑为脑卒中，否则为非卒中（表3-8）。此外，该量表也包括了格拉斯哥昏迷评分（Glasgow Coma Scale，GCS）、血压值、分诊血糖等项目，并要求对低血糖者先予以紧急治疗，症状好转后再作量表的评估。ROSIER 是一个既简单又实用的急诊科临床医生脑卒中识别工具，能较好地兼顾前循环及后循环的脑血管病变，对晕厥、癫痫、脓毒症、低血糖等疾病有较好的鉴别诊断作用。

四、卒中单元脑卒中评价量表

卒中单元是组织化管理住院脑卒中患者的医疗模式，卒中单元主要针对脑卒中患者的神经功能和预后进行评价。在卒中单元中常用 NIHSS 评分、Rankin 脑卒中量表[20]。

1. NIHSS 评分

NIHSS 评分量表是一个有效、可靠的脑卒中症状评估工具，与一般的脑卒中评估工具相比，该量表可以更全面地评估脑卒中症状。其包括意识、凝视、视野、面瘫、上肢运动、下肢运动、共济失调、感觉、语言、构音障碍、忽视症 11 个条目（表 3–9）。NIHSS 评分范围为 0~42 分，得分越高，脑卒中程度越严重。

2. Rankin 脑卒中量表

Rankin 脑卒中量表是 1957 年由英国格拉斯哥 Stobhill 医院医生 John Rankin 开发用于评估脑卒中预后的量表。1988 年经修改后的改良 Rankin 量表（modified Rankin Scale，mRS）是一个简单、快速、可靠的关于脑卒中预后的临床实践评估工具，通常用来衡量脑卒中后患者的神经功能恢复状况及残疾程度，但缺乏特异性，不能直接评估认知、语言、视觉功能、情感障碍和疼痛等方面。mRS 量表（表 3–10）分为 7 个等级：0 级（完全没有症状）；1 级（尽管有症状，但未见明显残障，能完成所有经常从事的活动）；2 级（轻度残障，不能完成所有以前从事的活动，但能处理个人事务且不需要帮助）；3 级（中度残障，需要一些协助，但行走不需要协助）；4 级（重度残障，离开他人协助不能行走，以及不能照顾自己的身体需要）；5 级（严重残障，卧床不起，大小便失禁，需持续照顾和护理）；6 级（死亡）。

五、国内外指南推荐

目前，AHA 推荐院前使用 CPSS 或 LAPSS，欧洲常用 FAST[21]。我国国家卫生健康委脑防委推荐患者及家属使用快速卒中识别工具，如“中风 120”；推荐调度员使用标准化工具，如 CPSS 等快速识别卒中患者；推荐现场评估应用卒中评估量表，如 CPSS、LAPSS 或 FAST 迅速有效识别急性脑卒中[22]。此外，由于我国卒中患者的年轻化趋势，建议使用 LAPSS 时去掉年龄 >45 岁的筛检项，以免漏诊年轻脑卒中患者[21]。

（吕佩源　肖伊宁）

附表：

表 3-1　面、臂、语言试验（FAST）

检查项目	是	否
面瘫（Face）		
臂力减弱（Arm）		
言语障碍（Speech）		

表 3-2　辛辛那提院前卒中评分量表（CPSS）

检查项目	正常	异常
面瘫（令患者示齿或微笑）	双侧面部运动对称	双侧面部运动不对称
上肢无力（令患者闭眼，双上肢举起 10s）	双侧运动一致或双侧都不动	一侧不动或一侧肢体下坠
言语异常（国内有学者建议用“吃葡萄不吐葡萄皮”测试）	言语正确清楚	发音含糊、用词错误或者不能言语

注：三项中的一项异常，卒中的可能性为 72%

表 3-3　洛杉矶院前脑卒中识别量表（LAPSS）

筛检内容			
1. 年龄 >45 岁	□是	□不详	□否
2. 无痫性发作或癫痫病史	□是	□不详	□否
3. 症状持续时间 <24 小时	□是	□不详	□否
4. 发病前患者无卧床或依赖轮椅	□是	□不详	□否
5. 血糖在 60~400mg/dl（3.3~22.2mmol/L）	□是	□不详	□否
6. 根据以下三项查体检查患者有单侧力弱	□是	□不详	□否

续表

	正常	右侧	左侧
面部表情（微笑或示齿）	□	□面部下垂	□面部下垂
握力	□	□力弱	□力弱
		□不能抓握	□不能抓握
臂力	□	□摇摆	□摇摆
		□快速坠落	□快速坠落
项目 1~6 全部为是（或不详），则符合 LAPSS 筛检标准，如果符合 LAPSS 卒中筛检标准，立即电话通知接诊医院，否则继续选择适当的治疗协议			

注：即便未符合 LAPSS 标准者仍有可能是卒中患者

表 3-4　洛杉矶运动量表（LAMS）

项目	评分定义	分数
面瘫	正常；轻微（微笑时鼻唇沟变平、不对称）	0
	部分（下面部完全或几乎完全瘫痪）；完全	1
握力	无下落，置肢体于 90° 或 45° 坚持 10 秒	0
	能抬起但不能坚持 10 秒，下落时不撞击床或其他支持物	1
	试图抵抗重力；不能抵抗重力；无运动	2
上肢瘫痪	5 级肌力	0
	4 级、3 级、2 级肌力	1
	1 级、0 级肌力	2

表 3-5　辛辛那提院前卒中严重程度评分（CPSSS）

项目	评分
双眼凝视（NIHSS≥1，部分凝视）	2
意识障碍，不能正确回答年龄或月份；同时不能执行睁眼或闭眼的命令（NIHSS≥1，意识水平和命令的问题 1b 和 1c）	1
抬举上肢不能超过 10 秒（右、左或双侧，NIHSS≥2，上肢运动功能）	1

表 3-6　卒中现场评估和分类转运评分（FAST-ED）

项目	FAST-ED 评分	NIHSS 评分
面瘫		
正常或轻微面瘫	0	0-1
部分或完全面瘫	1	2-3

续表

项目	FAST-ED 评分	NIHSS 评分
上肢无力		
无瘫痪	0	0
有瘫痪 / 抗部分重力	1	1–2
不能抗重力 / 无活动	2	3–4
语言障碍		
无言语障碍	0	0
轻 – 中度	1	1
严重，全面失语，缄默	2	2–3
眼球凝视		
无	0	0
部分	1	1
强迫凝视	2	2
失认 / 忽视		
无	0	0
不能感知双侧同时的 1 种感觉刺激	1	1
不能识别自己的手或仅能感知一侧肢体	2	2

表 3–7　动脉闭塞快速评估量表（RACE）

项目	指导	结果	评分	NIHSS 等值分
面瘫	让患者示齿或微笑	无（对称运动）	0	0–3
		轻度（轻微偏瘫）	1	
		中 – 重度（完全偏瘫）	2	
上肢运动功能	抬起上肢 90°（坐位）/45°（卧位）	正常 – 轻度（抬起上肢超过 10 秒）	0	0–4
		中度（抬起上肢小于 10 秒）	1	
		重度（不能抗重力抬起上肢）	2	
下肢运动功能	抬起下肢 30°（卧位）	正常 – 轻度（抬起下肢超过 5 秒）	0	0–4
		中度（抬起下肢小于 5 秒）	1	
		重度（不能抗重力抬起下肢）	2	

续表

项目	指导	结果	评分	NIHSS等值分
头眼偏斜（凝视）	观察双眼和头部偏向一侧	无（眼球可向双侧运动且无头部偏斜）	0	0–2
		有（可观察到眼睛和头部偏向一侧）	1	
失语（如右侧肢体瘫痪）	不能理解说出或写出的话 让患者做2个简单的指令： 1. 闭上眼睛 2. 握拳	正常（正确执行2个指令）	0	0–2
		中度（正确执行1个指令）	1	
		重度（2个指令均不能执行）	2	
失认（如左侧肢体瘫痪）	不能辨别熟悉物体，问患者： 1. “这是谁的胳膊”（同时指向受累上肢） 2. “能活动这只胳膊吗”	正常（能辨认上肢并试图移动上肢）	0	0–2
		中度（不能辨认上肢或没意识到上肢）	1	
		重度（不能辨认上肢且没意识到上肢）	2	

表 3–8　急诊室脑卒中识别评分量表（ROSIER）

GCS：E= __ V= __ M= __	BP：	分诊血糖：
如果分诊血糖 <3.5mmol/L，给予紧急治疗，一旦血糖正常再评估		
有无意识丧失或晕厥？	□有（–1）	□无（0）
有无新发的急性症状（或睡醒后出现）	□有（–1）	□无（0）
1. 非对称性面瘫	□有（+1）	□无（0）
2. 非对称性上肢瘫痪	□有（+1）	□无（0）
3. 非对称性下肢瘫痪	□有（+1）	□无（0）
4. 言语障碍	□有（+1）	□无（0）
5. 视野缺损	□有（+1）	□无（0）

注：如果总分≤0，诊断为卒中的可能性不大，但不能完全排除

表 3–9　美国国立卫生研究院卒中量表（NIHSS）

项目	评分标准	得分
1a. 意识水平： 即使不能全面评价（如气管插管、语言障碍、气管创伤及绷带包扎等），检查者也必须选择 1 个反应。只在患者对有害刺激无反应时（不是反射）才能记录 3 分。	0= 清醒，反应灵敏 1= 嗜睡，轻微刺激能唤醒，可回答问题，执行指令 2= 昏睡或反应迟钝，需反复刺激、强烈或疼痛刺激才有非刻板的反应 3= 昏迷，仅有反射性活动或自发性反应或完全无反应、软瘫、无反射	
1b. 意识水平提问： 询问患者当前月份及其年龄。回答必须正确，不能按接近程度给予部分打分。仅对初次回答评分。检查者不能给予其言语或非言语的提示。 失语和昏迷者不能理解问题记 2 分。 因气管插管、气管创伤、严重构音障碍、语言障碍或其他任何原因不能完成者（非失语所致）记 1 分。可书面回答。	0=2 项均正确 1=1 项正确 2=2 项均不正确	
1c. 意识水平指令： 先让患者睁眼和闭眼，再让患者非瘫痪侧握拳和伸掌。仅对最初反应评分，有明确努力但未完成的也给分。若对指令无反应，用动作示意，然后记录评分。对创伤、截肢或其他生理缺陷者，应予适当的指令。	0=2 项均正确 1=1 项正确 2=2 项均不正确	
2. 凝视： 只测试水平眼球运动。对随意或反射性眼球运动记分。若眼球偏斜能被随意或反射性活动纠正，记 1 分。若为孤立的周围性眼肌麻痹记 1 分。对失语者，凝视是可以测试的。对眼球创伤、绷带包扎、盲人或有其他视力、视野障碍者，由检查者选择一种反射性运动来测试，确定眼球的联系，然后从一侧向另一侧运动，偶尔能发现部分性凝视麻痹。	0= 正常 1= 部分凝视麻痹（单眼或双眼凝视异常，但无强迫凝视或完全凝视麻痹） 2= 强迫凝视或完全凝视麻痹（不能被头眼反射克服）	

续表

项目	评分标准	得分
3. 视野： 若能看到侧面的手指，记录正常，若单眼盲或眼球摘除，检查另一只眼。 明确的非对称盲（包括象限盲），记 1 分。 若全盲（任何原因）记 3 分。若濒临死亡记 1 分，结果用于回答问题 11。	0= 无视野缺损 1= 部分偏盲 2= 完全偏盲 3= 双侧偏盲（包括皮质盲）	
4. 面瘫： 言语指令或动作示意，要求患者示齿或扬眉和闭眼。对反应差或不能理解的患者，根据伤害性刺激时表情的对称性评分。有面部创伤 / 绷带、经口气管插管、胶带或其他物理障碍影响面部检查时，应尽可能移开。 打分的一个有用办法是：任何明确的上运动神经元面瘫记 2 分。记 0 分时，必须功能完全正常。二者之间的状况，包括鼻唇沟变浅，打 1 分。严重昏睡或昏迷的患者，双侧瘫痪的患者，单侧下运动神经元面部无力的患者，记 3 分。	0= 正常 1= 轻微（微笑时鼻唇沟变平、不对称） 2= 部分（下面部完全或几乎完全瘫痪） 3= 完全（单或双侧瘫痪，上下面部缺乏运动）	
5. 上肢运动： 将肢体置于合适的位置：伸臂（掌心向下）90°（坐位）或 45°（仰卧）。根据上肢是否在 10 秒内落下，给漂移评分。不要用语言训练患者。看着患者大声喊着计数，并用手指示意计数。释放肢体的瞬间开始计数。不要同时测双侧肢体。对失语者用声音或手势引导，不用伤害性刺激。依次检查每个肢体，从非瘫痪侧上肢开始。只有在截肢或肩关节融合时，才记为无法测（UN），要写明原因。	0= 无漂移，肢体置于 90°（或 45°）能坚持 10 秒 1= 漂移；肢体置于 90°（或 45°），但不到 10 秒即向下漂移；不碰到床或其他支持物 2= 部分抵抗重力；肢体不能伸到或维持在引导下 90°（或 45°），向下漂移到床，但能部分抵抗重力 3= 不能抵抗重力；肢体落下 4= 无运动 UN= 截肢或关节融合，解释： 5a 左上肢；5b 右上肢	

续表

项目	评分标准	得分
6. 下肢运动： 将肢体置于合适的位置：抬腿 30°（一定是仰卧位）。根据下肢是否在 5 秒内落下，给漂移评分。不要用语言训练患者。看着患者大声喊着计数，并用手指示意计数。释放肢体的瞬间开始计数。不要同时测双侧肢体。对失语者用声音或手势引导，不用伤害性刺激。依次检查每个肢体，从非瘫痪侧下肢开始。只有在截肢或髋关节融合时，才记为无法测（UN），要写明原因。	0= 无漂移；肢体置于 30° 能坚持 5 秒 1= 漂移；下肢在接近 5 秒时落下，但不碰到床 2= 部分抵抗重力；下肢在 5 秒内落到床上，但能部分抵抗重力 3= 不能抵抗重力；下肢立即落到床上 4= 无运动 UN= 截肢或关节融合，解释： 6a 左下肢；6b 右下肢	
7. 共济失调： 目的是发现单侧小脑病变的证据。检查时睁眼。若有视力缺陷，应确保检查在未受损的视野中进行。进行双侧指鼻试验和跟膝胫试验。共济失调与无力明显不成比例时记分。若患者不能理解或肢体瘫痪，记为 0 分。只有在截肢或关节融合时，才记为无法测（UN），要写明原因。盲人用伸展的上肢摸鼻。	0= 无共济失调 1=1 个肢体有 2=2 个肢体均有	
8. 感觉： 检查针刺引起的感觉和表情，昏睡及失语者对伤害性刺激的躲避。只有脑卒中引起的感觉缺失才记为异常。为精确检查偏身感觉缺失，应涉及尽可能多的身体区域［上肢（不是手）、下肢、躯干、面部］。 严重或完全的感觉缺失记 2 分，只能在严重或完全的感觉缺失得到明确证实的情况下给予。因此，昏睡和失语者也有可能被记 1 或 0 分。 脑干卒中导致双侧感觉缺失者记 2 分。 无反应或四肢瘫者记 2 分。 昏迷者（1a=3）记 2 分。	0= 正常 1= 轻 – 中度感觉障碍（患者感觉针刺不尖锐或迟钝，或针刺感缺失但有触觉） 2= 重度 – 完全感觉缺失（面、上肢、下肢无触觉）	

续表

项目	评分标准	得分
9. 语言： 命名、阅读测试。若视觉缺损干扰测试，可让患者识别放在手上的物品，重复和发音。气管插管者手写回答。昏迷者记 3 分。给恍惚或不合作者选择一个记分，但 3 分仅给不能说话且不能执行任何指令者。	0= 无失语；正常 1= 轻 – 中度失语；流利程度和理解能力部分下降，但表达无明显受限 2= 严重失语；交流是通过患者破碎的语言表达，交流困难 3= 不能说话或者完全失语，无言语或听力理解能力	
10. 构音障碍： 读或重复表上的单词。若有严重的失语，根据自发语言中发音的清晰度评分。只有当气管插管或其他物理障碍不能讲话时，才记为无法测（UN），要写明原因。不要告诉患者为什么做测试。经常能发现一个或多个单词的含糊。否则这些患者会被记为正常。 2 分只给予任何有意义的方式都不能听懂的人或哑人。这个问题，正常语言记为 0，无反应患者记 2 分。	0= 正常 1= 轻 – 中度；患者至少能含糊地念一些词，并且虽稍有困难但至少能被理解 2= 重度构音障碍；患者言语含糊以致无法理解，但无失语或与失语不成比例，或失音 UN= 气管插管或其他物理障碍，	
11. 忽视： 若患者有严重视觉缺失以致无法进行视觉双侧同时刺激，并且皮肤刺激正常，记为正常。若失语，但确实注意到双侧，记分正常。视空间忽视或疾病失认也可被作为异常的证据。 不同检查者差异很大。所有神经科医生测试忽视的方法稍有不同。所以，尽可能只检查视觉双侧同时刺激和皮肤刺激。如果一侧不能辨别两种形式，记 2 分。如果不能辨别一种，记 1 分。如果患者不会混淆，但有其他明确的忽视证据，记 1 分。	0= 正常 1= 视、触、听、空间觉或个人的忽视；或对一种感觉的双侧同时刺激忽视 2= 严重的偏侧忽视或一种以上的偏侧忽视；不认识自己的手；只能对一侧空间定位	

表 3-10 改良 Rankin 量表（mRS）

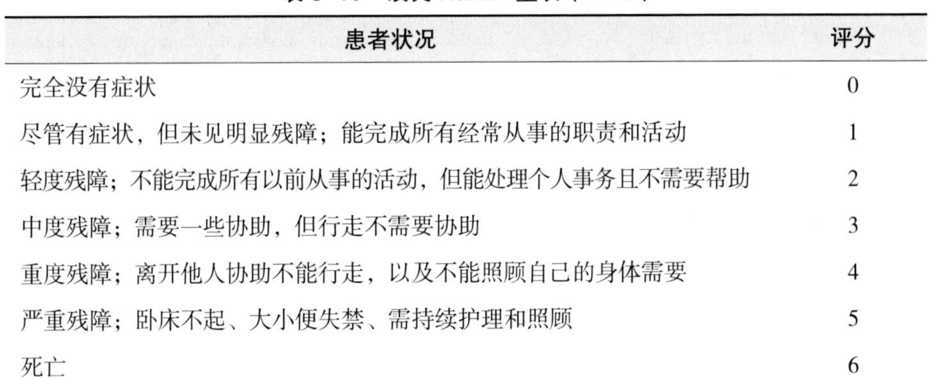

患者状况	评分
完全没有症状	0
尽管有症状，但未见明显残障；能完成所有经常从事的职责和活动	1
轻度残障；不能完成所有以前从事的活动，但能处理个人事务且不需要帮助	2
中度残障；需要一些协助，但行走不需要协助	3
重度残障；离开他人协助不能行走，以及不能照顾自己的身体需要	4
严重残障；卧床不起、大小便失禁、需持续护理和照顾	5
死亡	6

参考文献

[1] ZHAO J，CHANG H，WANG JS，et al. Investigation on the status quo of early symptoms identification and thrombolytic therapy decision-making of ischemic stroke in community population［J］. Chin J Emerg Resuscit Disast Med，2017，12（11）：1069-1072.

[2] YANG J，ZHENG M，CHENG S，et al. Knowledge of stroke symptoms and treatment among community residents in Western Urban China［J］. J Stroke Cerebrovasc Dis，2014，23（5）：1216-1224.

[3] Harbison J，Massey A，Barnett L，et al. Rapid ambulance protocol for acute stroke［J］. Lancet，1999，353（9168）：1935.

[4] ZHANG H. After stroke tea：Ford's "quick diagnosis-FAST" changed the stroke world［J］. Chin J Stork，2018，13（6）：606-611.

[5] E Ammar，Ardelt A，Del Brutto V，et al. BE-FAST：A Sensitive Screening Tool to Identify In-Hospital Acute Ischemic Stroke［J］. J Stroke Cerebrovasc Dis，2020，29（7）：104821.

[6] Aroor S，Singh R，Goldstein L，et al. BE-FAST（Balance，Eyes，Face，Arm，Speech，Time）：Reducing the Proportion of Strokes Missed Using the FAST Mnemonic［J］. Stroke.2017 02 ;48（2）：479-481.

[7] ZHAO J，LIU R. Stroke 1-2-0：a rapid response programe for stroke in China［J］. Lancet Neurol，2017，16（1）：27-28.

[8] Kothari R，Pancioli A，Liu T，et al. Cincinnati pre-hospital stroke scale：reproducibility and validity［J］.Ann Emerg Med，1999，33（4）：373-378.

[9] Kidwell C，Starkman S，Ecksteln M，et al. Identifying stroke in the field prospective validation of the Los Angeles pre-hospital stroke scale（LAPSSA）［J］. Stroke，2000，31（1）：71-76.

[10] 丁华新，陈辉，王文沛，等. 改良洛杉矶院前卒中筛查量表敏感性及特异性研究［J］.

中华神经医学杂志，2009，8（7）：737–741.

［11］Bray J，Martin J，Cooper G，et al. Paramedic identification of stroke：community validation of the melbourne ambulance stroke screen［J］. Cerebrovasc Dis，2005，20：28–33.

［12］Llanes J，Kidwell C，Starkman S，et al. The Los Angeles Motor Scale（LAMS）：a new measure to characterize stroke severity in the field［J］. Prehosp Emerg Care，2004，8：46–50.

［13］Nazliel B，Starkman S，Liebeskind D，et al. A brief prehospital stroke severity scale identifies ischemic stroke patients harboring persisting large arterial occlusions［J］.Stroke，2008，39：2264–2267.

［14］Katz B，Mcmullan J，Sucharew H，et al. Design and validation of a prehospital scale to predict stroke severity：Cincinnati Prehospital Stroke Severity Scale［J］. Stroke，2015，46（6）：1508–1512.

［15］Lima F，Silva G，Furie K，et al. Field Assessment Stroke Triage for Emergency Destination：A Simple and Accurate Prehospital Scale to Detect Large Vessel Occlusion Strokes［J］. Stroke，2016，47（8）：1997–2002.

［16］Nogueira R，Silva G，Lima F，et al. The FAST–ED App：A Smartphone Platform for the Field Triage of Patients With Stroke［J］. Stroke，2017，48：1278–1284.

［17］Pérez De La Ossa N，Carrera D，GORCHS M，et al. Design and validation of a prehospital stroke scale to predict large arterial occlusion：the rapid arterial occlusion evaluation scale［J］. Stroke，2014，45（1）：87–91.

［18］Turc G，Maïer B，Naggara O，et al. Clinical Scales Do Not Reliably Identify Acute Ischemic Stroke Patients With Large–Artery Occlusion［J］. Stroke，2016，47（6）：1466–1472.

［19］Nor A，Davis J，Sen B，Et Al. The Recognition of Stroke in the Emergency Room（ROSIER）scale：development and validation of a stroke recognition instrument［J］.Lancet Neurol，2005，4：727–734.

［20］潘向滢，汪利萍，张月清，等. 脑卒中评价量表的研究进展［J］. 中华危重症医学杂志（电子版），2016，9（3）：205–207.

［21］中国卒中学会急救医学分会. 脑卒中院前急救专家共识［J］. 中华急诊医学杂志. 2017，26（10）：1107–1114.

［22］国家卫生健康委员会脑卒中防治专家委员会. 脑卒中院前急救诊疗指导规范［J］. 中华医学杂志，2018，98（39）：3138–3147.

第四章　静脉溶栓操作规范

第一节　溶栓药物及药理学

一、第一代溶栓药

第一代溶栓药主要包括链激酶和尿激酶，主要作用及机制是激活纤维蛋白溶解酶原转化为纤维蛋白溶解酶，降解纤维蛋白，达到溶解血栓的目的。第一代药物特异性差，容易诱发全身纤溶亢进，从而导致出血尤其是颅内出血。

1. 链激酶

链激酶（Strepto Kinase，SK）是世界上最早发现的外源性纤维蛋白酶原激活剂，也是最早作为临床药品治疗血栓性疾病的溶栓酶。SK 是由溶血性链球菌分泌的一类胞外蛋白，同时也是由 414 个氨基酸组成的单链蛋白质。静脉给药后链激酶迅速分布于全身，在血浆中的浓度呈指数衰减。链激酶从血浆中的消除有快慢两个时相，半衰期分别为 5~30min 和 83min，主要从肝脏经胆道排出。

由于天然的链激酶有一定的免疫原性，不良反应较多，包括免疫反应如过敏，心血管系统如低血压、心律失常等，目前临床上已经不再推荐使用。

2. 尿激酶

尿激酶（Uro Kinase，UK）系从新鲜人尿中提取的一种能溶解纤维蛋白酶原的酶，为分子量 33000 和 54000 两种成分组成的混合物。尿激酶可直接作用于内源性纤维蛋白溶解系统，催化裂解纤溶酶原成纤溶酶，后者不仅能降解纤维蛋白凝块，亦能降解血液循环中的纤维蛋白原、凝血因子Ⅴ和凝血因子Ⅷ等，从而发挥溶栓作用。尿激酶静脉给药后经肝脏快速清除，血浆半衰期≤20min。

相对于链激酶来说，尿激酶不良反应较少，最常见的依然是各种出血倾向。

二、第二代溶栓药

第二代溶栓药主要包括重组组织型纤溶酶原激活剂（rt-PA）及尿激酶原（pro-UA），溶栓作用较第一代有所提升，具有一定程度的溶栓特异性，不增加全身纤溶亢进，出血副作用降低。

1. 阿替普酶

阿替普酶又称重组组织型纤溶酶原激活剂（rt-PA），为利用重组 DNA 技术产生的组织型纤溶酶原激活剂（t-PA），主要激活血栓中已与纤维蛋白结合的纤溶酶原，使其变为纤溶酶，而对血液中的纤溶酶原无激活作用，不产生全身纤维蛋白溶解状态。

阿替普酶的半衰期为 3~8min，用药 5min 后，总药量的 50% 自血中消除；用药 10min 后，体内剩余药量仅占总给药量的 20%。

阿替普酶的副作用是出血，多为瘀斑和牙龈等出血，多数不需要特殊处理，颅内出血相对少见。

2. 尿激酶原

尿激酶原（pro-UK）又称单链尿激酶型纤溶酶原激活物，为尿激酶的无活性前体。尿激酶原在血液中为钝化状态，在血块处可选择性激活与纤维蛋白结合的纤溶酶原，后者变成纤溶酶，发挥溶解血栓的作用。

尿激酶原的半衰期为 3~8min。相对于 UK，其出血副作用相对较轻。

三、第三代溶栓药

1. 替奈普酶

替奈普酶（Tenecteplase，TNK）是 t-PA 三个位点上的突变体[1]，也是通过激活纤溶酶原产生纤溶酶，但是对纤维蛋白的特异性更强，是 t-PA 的 15 倍，因此出血并发症更少，已经批准应用于急性脑梗死的溶栓治疗。

替奈普酶的半衰期长达 22min，可以单次静脉注射给药，使用方便。

2. 去氨普酶

去氨普酶（Desmoteplase）是从吸血蝙蝠唾液中提取的一种能防止血液凝固

的蛋白酶[2]，与其他药物作用机理类似，仍然是激活纤溶酶原发挥溶栓作用，但半衰期达 2.8 小时，目前未被批准用于急性脑梗死的治疗。

第二节　rt-PA 静脉溶栓

一、不同时间窗的静脉溶栓

静脉溶栓是目前缺血性脑卒中最主要的恢复血流措施。随着时间的延长，缺血半暗带逐渐缩小，有效性降低，出血风险逐渐升高。因此，针对不同的时间窗患者，有不同的适应证和禁忌证[3]。

1. 发病 3 小时内的静脉溶栓

（1）适应证：有缺血性脑卒中导致的神经功能缺损症状；症状出现 <3 小时；年龄≥18 岁；患者或家属签署知情同意书。

（2）绝对禁忌证：颅内出血（包括脑实质出血、脑室内出血、蛛网膜下腔出血、硬膜下 / 外血肿等）；既往颅内出血史；近 3 个月有严重头颅外伤史或卒中史；颅内肿瘤、巨大颅内动脉瘤；近期（3 个月）有颅内或椎管内手术；近 2 周内有大型外科手术；近 3 周内有胃肠或泌尿系统出血；活动性内脏出血；主动脉弓夹层；近 1 周内有在不易压迫止血部位的动脉穿刺；血压升高：收缩压≥180mmHg，或舒张压≥100mmHg；急性出血倾向，包括血小板计数低于 100×10^9/L 或其他情况；24h 内接受过低分子肝素治疗；口服抗凝剂且 INR>1.7 或 PT>15s；48h 内使用凝血酶抑制剂或 Xa 因子抑制剂，或各种实验室检查异常（如 APTT、INR、血小板计数、ECT、TT 或 Xa 因子活性测定等）；血糖 <2.8mmol/L 或 >22.22mmol/L；头 CT 或 MRI 提示大面积梗死（梗死面积 >1/3 大脑中动脉供血区）。

（3）相对禁忌证：下列情况需谨慎考虑和权衡溶栓的风险与获益（虽然存在一项或多项相对禁忌证，但并非绝对不能溶栓）。

轻型非致残性卒中；症状迅速改善的卒中；惊厥发作后出现的神经功能损害（与此次卒中发生相关）；颅外段颈部动脉夹层；近 2 周内严重外伤（未伤及头颅）；近 3 个月内有心肌梗死史；孕产妇；痴呆；既往疾病遗留较重神经功能障碍；未破裂且未经治疗的动静脉畸形、颅内小动脉瘤（<10mm）；少量

脑内微出血（1~10 个）；使用违禁药物；类卒中。

2. 发病 3~4.5 小时内的静脉溶栓

随着发病时间的延长，患者缺血区域进一步演变成梗死，溶栓获益逐渐减少，出血风险逐渐增加。因此，对于发病时间 3~4.5 小时的患者，在 3 小时相对禁忌证基础上补充以下两点：①使用抗凝药物，INR≤1.7，PT≤15S；②严重卒中（NIHSS 评分 >25 分）。

3. 发病 4.5 小时以上的静脉溶栓

目前，针对发病时间超过 4.5 小时的缺血性卒中患者静脉溶栓研究不多，WAKE-UP 研究[4]主要探索临床诊断为发病时间不明的缺血性卒中（醒后或不明发病时间卒中）患者的 rt-PA 静脉溶栓是否有效，患者均为最后看起来正常时间 > 4.5 小时，有明确的神经功能缺损，卒中被发现后能在 4.5 小时内启动治疗。所有拟入组的患者均行急诊 MRI 进行筛选，包括 DWI 和 FLAIR 两个序列，MRI 显示 DWI-FLAIR 存在 mismatch（DWI 高信号，FLAIR 阴性）。rt-PA 组和安慰剂组 90d 良好预后的比例分别为 131/246（53.3%）和 102/244（41.8%）（P=0.02），颅内出血率分别为 2.0% 和 0.4%（P=0.15）。WAKE-UP 研究提示经过磁共振 DWI-FLAIR 检查存在 mismatch 的患者静脉溶栓治疗是安全有效的。

2019 年，WAKE-UP 还发表了一项关于发病时间 >4.5 小时的卒中静脉溶栓的 meta 分析[5]，主要纳入了时间窗 4.5~9 小时内或醒后卒中并经过影像筛选的受试者，其中 213 名接受阿替普酶，201 名接受安慰剂。结果显示，阿替普酶显著增加了功能独立及功能改善的比例（OR=1.74，95% CI 1.08-2.81，P=0.022；OR=1.6，95% CI 1.12-2.27，P=0.009）。尽管阿替普酶组颅内出血风险高于对照组，但两组在致死率上并无统计学差异。

因此，对于发病时间 4.5~9 小时的卒中患者，经过影像学严格筛选后可以进行 rt-PA 静脉溶栓。

二、rt-PA 静脉溶栓操作规程

1. 使用剂量

rt-PA 使用剂量为 0.9mg/kg，最大剂量为 90mg。根据剂量计算表计算总剂量。将总剂量的 10%在注射器内混匀，1 分钟内团注，将剩余的 90%混匀后静点，持续 1 小时以上。记录输注开始时间及结束时间，输注结束后以 0.9% 的生理盐水冲管。

2. 监测生命体征、神经功能变化

测血压 q15min × 2h，其后 q60min × 22h（或 q30min × 6h，其后 q60min × 18h）；

测脉搏和呼吸 q1h × 12h，其后 q2h × 12h；

神经功能评分 q1h × 6h，其后 q3h × 18h；

24h 后每天神经系统检查。

溶栓前将血压控制在 185/110mmHg 以下，给予静脉 rt-PA 之后最初 24h 内维持血压低于 185/100mmHg。

如果发现 2 次或持续性收缩压 >185mmHg 或舒张压 >110mmHg（血压检查中间至少隔 10 分钟），则给予乌拉地尔 10~25mg 缓慢静注（注意：孕妇及哺乳期妇女禁用；主动脉峡部狭窄或动静脉分流的患者禁用静脉注射）。如果血压仍 >185/110mmHg，可重复给药（至少间隔 5 分钟），最大总剂量不超过 50mg。在静脉注射后，为维持其降压效果，可持续静脉点滴。液体按下列方法配制，通常将 100mg 乌拉地尔加入 80mL 静脉输液中，如生理盐水、5% 或 10% 的葡萄糖溶液，输液速度根据患者的血压酌情调整。初始输液速度可达 2mg/min，维持给药速度为 10mg/h。

如果初始血压 >230/120mmHg 且拉贝洛尔或乌拉地尔疗效不佳，或初始舒张压 >140mmHg，则以 0.5μg/kg/min 开始静滴硝普钠，根据治疗反应逐渐调整剂量，最大剂量可达 10μg/kg/min，以控制血压 <185/110mmHg，并考虑持续性血压监测。

任何静脉降压治疗后，均要检查血压 q15min × 2h，避免血压过低。

3. 相关注意事项

溶栓后最初 24h 尽量减少中心静脉穿刺和动脉穿刺；溶栓时或结束后至少 30 分钟内尽量避免留置导尿管；最初 24h 尽量避免下鼻饲管；溶栓患者尽量开放两条静脉通道，一条用于溶栓，另一条用于其他药物输注或者 CTA 检查。

溶栓后最初 24h 尽量避免使用抗血小板聚集药物或抗凝制剂，rt-PA 输注结束 24h 后复查头 CT/MR，指导抗血小板聚集药物或抗凝制剂的使用。

用药 45 分钟后检查舌和唇判定有无血管源性水肿，如果发现血管源性水肿应立即停药，并给予抗组胺药物和糖皮质激素治疗。

在卒中后最初 24h 内控制血糖水平在 7.8~10mmol/L，血糖超过 10mmol/L

时推荐给予胰岛素治疗，但应密切监测以避免低血糖。

24h内尽量不使用静脉肝素和抗血小板聚集药物，24h后复查CT/MRI如没有发现出血，就可以开始使用低分子肝素和/或抗血小板聚集药物；禁用普通肝素、降纤维蛋白原及其他溶栓药物。

三、rt-PA静脉溶栓的补充说明[6]

1. 年龄

年龄是卒中发生的重要危险因素，也与卒中预后密切相关。在高龄患者应用rt-PA静脉溶栓出现SICH的危险增加，但汇总分析仍提示静脉rt-PA治疗可减少80岁以上患者3个月死亡率，溶栓治疗确有获益。所以，目前对于发病3h内80岁以上AIS患者，推荐rt-PA溶栓治疗；对于发病时间在3~4.5h内的80岁以上患者，静脉溶栓同样有效，并且是安全的，但应警惕出血风险。

2. 卒中严重程度

（1）轻型卒中

尽管提前终止的PRISMS研究结果未能充分证明rt-PA对轻型卒中治疗的优势，但是在既往研究中均提示了轻型卒中溶栓的安全性。ECASS-Ⅲ亚组分析显示，当按照基线NIHSS评分进行分层时，卒中严重程度与获益或安全性（症状性颅内出血或死亡）无明显相关。GWTG注册研究同样显示，对于发病3h内和3~4.5h内进行溶栓治疗的两组轻型卒中患者，在功能转归良好率、症状性颅内出血和死亡的风险等方面均无明显差异。对于发病3h内的轻度致残性卒中，给予静脉溶栓是安全的；对于3~4.5h内的轻度致残性卒中也可以进行溶栓治疗，但应注意出血风险；对于轻型非致残性卒中，不建议静脉溶栓。

（2）症状严重者或快速缓解者

对于严重卒中患者，建议发病3h内静脉rt-PA溶栓治疗，虽然出血风险增加，但仍可获益。有的中重度缺血性卒中患者出现早期症状改善但仍有神经功能缺损的，建议静脉rt-PA治疗。发病至治疗时间是影响预后的主要因素，不推荐为了观察症状是否改善而延迟静脉rt-PA治疗。

3. rt-PA低剂量溶栓

关于低剂量是否有效，日本开展了J-ACT单臂研究，采用了NINDS研究的治疗组和对照组作为外对照，结果显示低剂量（0.6mg/kg，日本）和标准剂量（0.9mg/kg，美国）疗效与安全性相当。当前唯一的低剂量和标准剂量比较的 RCT 研究是 ENCHANTED 试验，结果并未能证实低剂量 rt–PA 疗效非劣于标准剂量 rt–PA。由此，0.9mg/kg 的标准剂量 rt–PA 依然是静脉溶栓治疗的主流。

4. 微出血（Cerebral Micro–bleedings，CMBs）

MRI 磁敏感加权序列显示约 1/4 进行静脉 rt–PA 治疗的患者存在无症状性 CMBs。尚无缺血性卒中静脉溶栓治疗的 RCT 使用 MRI 来筛查基线 CMBs，因此无法确定基线 CMBs 对患者 rt–PA 治疗效果的影响。基线 CMBs 与 rt–PA 静脉溶栓治疗后颅内出血风险的相关性尚存在争议。两项荟萃分析显示，症状性颅内出血在基线存在 CMBs 患者中更为常见。然而，基线期存在 CMBs 患者的症状性颅内出血风险（6.1%，6.5%）并没有比 NINDS 研究（6.4%）更高。有研究显示 CMBs 大于 10 个的患者，症状性颅内出血发生率为 40%，但是这仅仅基于 15 例患者的 6 个事件，且 CMBs 大于 10 个的患者仅占样本量的 0.8%。4 项荟萃分析显示，与不存在 CMBs 的患者相比，有 CMBs 患者的功能预后更差（OR=1.58，95% CI 1.18–2.14，P=0.002）。因此，CMBs 会增加静脉溶栓后颅内出血的风险和不良预后的可能性，但是尚不清楚这些负面影响是否会完全抵消溶栓治疗带来的获益。也不清楚 CMBs 的位置和数量对预后是否会有不同的影响。这些问题亟待进一步研究，但淀粉样血管病（CAA）患者禁止溶栓。

基于上述研究，2019 AHA/ASA 指南推荐对既往 MRI 显示少量（1~10 个）CMBs 而其他标准都符合的患者，静脉溶栓是合理的，对于既往 MRI 显示大量 CMBs（>10 个）而其他标准都符合的患者，静脉溶栓可能与症状性颅内出血风险增加相关，且临床获益不明确。如果有显著潜在获益，静脉溶栓可能是合理的。

5. 伴有心脏疾病

（1）急性心肌梗死

对于同时发生缺血性卒中和急性心肌梗死的患者，合理的治疗方法是首先使用卒中治疗剂量的 rt–PA，然后进行经皮冠状动脉血管成形术和支架置入术（如有适应证）。

（2）近期心肌梗死

对于最近 3 月内有心肌梗死病史的缺血性卒中患者，如果为非 ST 抬高型心肌梗死，或者累及右壁或下壁心肌的 ST 段抬高型心肌梗死，静脉 rt-PA 治疗缺血性卒中是合理的；如果是累及左前壁心肌的 ST 段抬高型心肌梗死，静脉 rt-PA 治疗也是合理的。

（3）其他心脏疾病

对于急性心肌炎合并心包炎可能导致严重残疾的严重缺血性卒中患者或者可能导致轻度残疾的中度缺血性卒中患者，静脉 rt-PA 治疗可能是合理的。在这种情况下，建议请心脏病专家急会诊。对于可能导致严重残疾的严重缺血性卒中患者，如合并左心房或心室血栓或者合并心脏黏液瘤或者合并乳头状纤维瘤，静脉 rt-PA 治疗可能是合理的。对于可能导致轻度残疾的中度缺血性卒中患者，如合并左心房或左心室血栓，rt-PA 静脉溶栓治疗的净获益尚不确定。

6. 妊娠

关于妊娠期并发缺血性卒中的静脉溶栓治疗仅有个案报道。推荐在妊娠期间合并缺血性卒中时，当预期的获益超过子宫出血增加的风险时，可考虑静脉 rt-PA 治疗。但是，对于产后早期（> 分娩后 14d）溶栓治疗的安全性和有效性尚未证实。

7. 同时伴有其他疾病

卒中患者常常伴有其他合并症，如糖尿病、终末期肾病、癫痫、肿瘤、眼科疾病等。这些疾病既可能是引起卒中的病因，也可能是伴随疾病。这些合并症在早期研究中常被排除在外，但随着临床实践的深入，越来越多的证据为溶栓治疗提供了一定的依据。

（1）血糖

对于初始血糖水平 <50mg/dL 或 >400mg/dL，且其他条件均符合的缺血性卒中患者，血糖水平经纠正后，静脉 rt-PA 治疗可能是合理的。

（2）合并镰状细胞病

对 AHA/ASA GWTG-Stoke（Get With The Guidelines-Stroke）登记研究卒中人群进行的一项病例对照分析，共纳入了 832 例成年镰状细胞病患者和 3328 例年龄、性别及种族相匹配且神经功能缺损程度相似的无镰状细胞病对照组，结果显示，镰状细胞病对 rt-PA 静脉溶栓治疗的安全性及疗效与对照组相比无显著差异。由此，推荐对合并镰状细胞病的缺血性卒中患者进行 rt-PA 静脉溶栓治疗是合理的。

（3）伴有终末期肾病

对于正在接受血液透析而 APTT 正常的终末期肾病患者，推荐静脉 rt-PA 治疗。但是，APTT 升高患者的出血并发症风险可能会增加。

（4）癫痫发作

如果证据表明遗留的神经功能缺损是继发于卒中而非癫痫发作后的现象，那么对于伴有癫痫发作的缺血性卒中患者进行 rt-PA 治疗是合理的。

（5）伴有系统性恶性肿瘤

肿瘤是卒中患者预后不良的独立危险因素，主要与其预期生存时间有关。目前对恶性肿瘤患者静脉 rt-PA 治疗的安全性和有效性尚未证实。如果不存在其他禁忌证如凝血功能异常、近期手术或系统性出血，且具有合理预期寿命（>6 个月）的全身性系统性恶性肿瘤的患者可能从静脉溶栓治疗中获益。

（6）伴有颅内肿瘤

颅内肿瘤被分为轴外和轴内两大类。对于合并此类疾病的缺血性卒中的静脉溶栓研究目前仅限于个案报道，从个案转归可以看出轴外颅内肿瘤的静脉溶栓是安全的。因此，推荐合并轴外颅内肿瘤的缺血性卒中患者进行静脉 rt-PA 治疗。但是，对于轴内颅内肿瘤，考虑其出血风险较大，当前指南并不推荐。

（7）眼科疾病

糖尿病出血性视网膜病变曾被列为溶栓禁忌证，主要是担心溶栓后视网膜出血风险可能会增加，但是起初并没有确切证据支持。GUSTO-1 试验亚组分析对接受溶栓治疗的合并糖尿病心肌梗死患者的眼内出血和未合并糖尿病心肌梗死患者的眼内出血进行了对比，结果显示糖尿病与溶栓后眼内出血并无相关性。因此，指南推荐伴有糖尿病出血性视网膜病变或有其他出血性眼部疾病史的缺血性卒中患者，静脉 rt-PA 治疗是合理的，但应对视力丧失的潜在风险增加与减轻卒中相关神经功能缺损方面的预期获益充分权衡。

8. 近期穿刺 / 手术 / 外伤

最近 7d 内进行腰椎硬膜穿刺的缺血性卒中患者，可以考虑静脉 rt-PA 治疗。

近期（14d 内）有过非颅脑严重外伤的缺血性卒中患者，可考虑谨慎进行静脉 rt-PA 治疗，但必须权衡因外伤引起的出血风险与卒中严重程度及致残可能，经慎重考虑，可以予以静脉 rt-PA 治疗。

近期（14d 内）有过重大手术的缺血性卒中患者，可考虑在经过谨慎选择后进行静脉 rt-PA 治疗，但必须充分权衡手术部位出血风险增加与减轻卒中相关性神经功能缺损的潜在获益。

对于在月经期间发生缺血性卒中，但既往无月经量过多病史的女性患者很可能有必要进行静脉 rt-PA 溶栓治疗，但应告知溶栓可能会引起月经量增多。对于既往或最近有月经量过多病史但没有显著贫血或低血压的女性患者，因为静脉 rt-PA 治疗的潜在获益可能超过严重出血的风险，可考虑静脉 rt-PA 治疗。对于既往或最近有活动性阴道出血病史，并导致临床显著贫血的女性患者，应请妇产科医生紧急会诊后，再做出治疗决策。

9. 既往有抗栓药物的应用

（1）既往抗血小板药物的应用

国外数据显示 30%~50% 卒中患者常伴有抗血小板药的使用。抗血小板药物既可以增加 rt-PA 血管开通效果，同时也可能会增加颅内出血风险。CLOTBUST 试验二次分析显示卒中前有抗血小板应用的患者与无抗血小板应用的患者相比，溶栓后大脑中动脉闭塞再通率并无明显区别。在另一个大型多中心登记研究中，卒中前双抗应用患者与无抗血小板药物使用患者比较，rt-PA 溶栓后症状性颅内出血风险增加，但是良好结局类似。最新的 ENCHANTED 研究亚组分析显示，尽管应用抗血小板药物患者溶栓后的出血风险有所增高，但是卒中前应用抗血小板药物的患者较没有应用抗血小板药物的患者，接受低剂量 rt-PA 治疗比接受标准剂量 rt-PA 治疗良好转归有增高趋势。

（2）既往抗凝药的应用

现有指南推荐将发病 3h 内凝血功能异常（INR>1.7 或 PT>15s）的缺血性卒中列为静脉 rt-PA 禁忌。两个大型登记研究分析显示服用华法林的患者发生症状性颅内出血风险增高，但校正如卒中严重程度、老年、合并疾病等因素后发现，INR 达标的华法林治疗并不独立增加症状性颅内出血风险。与普通肝素相比，低分子肝素不延长 APTT，作用时间更长，因此 24h 内使用过低分子肝素患者不适合静脉溶栓治疗，可能增加溶栓后出血风险。

新型抗凝剂（达比加群、利伐沙班和阿哌沙班）已成为非瓣膜性房颤患者卒中预防的一线治疗，包括直接凝血酶抑制剂（达比加群酯、阿加曲班）和 Xa 因子抑制剂（阿哌沙班和利伐沙班）。两项阿加曲班和 rt-PA 联合治疗缺血性卒中研究显示，溶栓后序贯抗凝治疗是安全且有效的。基于上述依据，难以确定正在使用直接凝血酶抑制剂患者是否适用静脉 rt-PA 治疗。达比加群拮抗剂依达祖麦布（Idarucizumab）可在 2~3min 内阻断达比加群酯的作用，经谨慎选择的病例可考虑在拮抗达比加群酯作用后予以静脉 rt-PA 治疗。口服 Xa 因子抑制剂（阿哌沙班和利伐沙班）患者也可延长 PT 和 APTT。目前尚没有关于与静脉 rt-PA 联用的相关研究，安全性尚不能确定。

第三节　其他静脉溶栓药物

一、尿激酶

我国“九五”攻关课题“急性缺血性脑卒中 6h 内的尿激酶静脉溶栓治疗”试验的多中心随机、双盲、安慰剂对照研究结果显示，发病 6h 内的急性缺血性脑卒中患者接受尿激酶（剂量 100 万 IU 和 150 万 IU）溶栓相对安全、有效[7]。由于缺乏进一步的临床研究，尿激酶静脉溶栓的适应证、禁忌证及相对禁忌证尚未完全确立，以下可供参考。

（1）适应证：有缺血性卒中导致的神经功能缺损症状；症状出现 <6h；年龄 18~80 岁；意识清楚或嗜睡；脑 CT 无明显早期脑梗死低密度改变；患者或家属签署知情同意书。

（2）禁忌证参考 rt-PA 静脉溶栓。

二、替奈普酶

替奈普酶（TNK）作为新一代溶栓药物，与阿替普酶（rt-PA）相比，其半衰期更长，对纤维蛋白特异性更高。替奈普酶的给药方式是单次静脉推注。

EXTEND-IA TNK 研究[8]是比较大动脉闭塞性卒中患者术前使用 0.25mg/kgTNK 或者 0.9mg/kg rt-PA 效果的研究，主要终点是取栓术前 mTICI 达到 2b 级或 3 级，次要终点为 90 天时 mRS 评分，以及第 3 天时 NIHSS 评分达到 0~1 分或减少≥8 分，安全终点为死亡和症状性颅内出血。与 rt-PA 0.9mg/kg 相比，TNK 0.25mg/kg 静脉溶栓可以带来初始血管造影时更多的再灌注，获益更大，并且安全性与 rt-PA 相当。2020 年发表的 EXTEND-IA TNK Ⅱ期研究[9]

进一步摸索TNK的药物剂量，比较了0.25mg/kg和0.4mg/kg两种剂量TNK对大血管闭塞性卒中的效果，两组再通的比例均为19.3%（adjusted risk ratio 1.03，*P*=0.89），这说明增加剂量并没有带来更多的获益，前循环大动脉急性闭塞的桥接治疗溶栓首选TNK 0.25mg/kg团注。目前指南还推荐，对于具有轻度神经功能缺损且不伴有颅内大血管闭塞的卒中患者，可以考虑应用TNK代替rt-PA。

（李敬伟）

参考文献

[1] Elmira M，Hooria S，Karim M，et al. Reteplase：Structure，Function，and Production [J]. Adv Biomed Res，2019，20;8：19. doi：10.4103/abr.abr_169_18. eCollection，2019.

[2] ELMARAEZY A，ABUSHOUK A，SAAD S，et al. Desmoteplase for Acute Ischemic Stroke：A Systematic Review and Metaanalysis of Randomized Controlled Trials [J]. CNS Neurol Disord Drug Targets，2017，16（7）：789-799

[3] 中华医学会神经病学分会 中华医学会神经病学分会脑血管病学组.中国急性缺血性脑卒中诊治指南2018 [J].中华神经科杂志，2018，51（9）：666-682.

[4] Thomalla G，Simonsen C，Boutitie F，et al. MRI-Guided Thrombolysis for Stroke with Unknown Time of Onset. N Engl J Med，2018，379（7）：611-622.

[5] Campbell B，Ma H，Ringleb P，et al. Extending thrombolysis to 4.5-9h and wake-up stroke using perfusion imaging：a systematic review and meta-analysis of individual patient data [J]. Lancet，2019，394（10193）：139-147.

[6] Powers W，Rabinstein A，Ackerson T，et al. Guidelines for the Early Management of Patients With Acute Ischemic Stroke：2019 Update to the 2018 Guidelines for the Early Management of Acute Ischemic Stroke：A Guideline for Healthcare Professionals From the American Heart Association/American Stroke Association [J]. Stroke，2019，50（12）：e344-e418.

[7] 国家“九五”攻关课题协作组. 急性脑梗死六小时以内的静脉溶栓治疗 [J]. 中华神经科杂志，2002，35（4）：210-213.

[8] Campbell B，Mitchell P，Churilov L，et al. Tenecteplase versus Alteplase before Thrombectomy for Ischemic Stroke [J]. N Engl J Med，2018，378（17）：1573-1582.

[9] Campbell B，Mitchell P，Churilov L，et al. Effect of Intravenous Tenecteplase Dose on Cerebral Reperfusion Before Thrombectomy in Patients With Large Vessel Occlusion Ischemic Stroke：The EXTEND-IA TNK Part 2 Randomized Clinical Trial [J]. JAMA，2020，323（13）：1257-1265.

第五章　静脉溶栓有效性和安全性评估体系

急性缺血性卒中严重威胁人类健康，静脉溶栓是针对此的有效治疗方法。近年来，随着科学研究的深入开展，溶栓药物的选择种类增多。尿激酶是一种价格相对便宜、适合我国国情的溶栓药物，但其在临床应用过程中常出现药物相关不良反应，对疗效有很大影响；阿替普酶目前被广泛应用于临床，服务于广大卒中患者；新型溶栓药物以替奈普酶、去氨普酶、瑞替普酶等为代表，通过对前两代溶栓药物的改造，它们在溶栓效率、半衰期、特异性以及给药途径等方面均得到提升。评估静脉溶栓药物的有效性和安全性一直是亟待解决的问题。

尿激酶[1]属于第一代溶栓药物，为非选择性溶栓药，主要通过耗竭全身纤维蛋白原来达到抗凝及溶栓的目的，缺点是易引起出血。现在普遍认为使用尿激酶对卒中患者进行静脉溶栓治疗的时间窗为6小时，而对剂量的选择尚有争议。尿激酶在体内的半衰期仅为10~15分钟，药效维持时间短，溶栓后再闭塞率高，对溶栓的疗效具有很大影响。临床医师在使用尿激酶进行溶栓治疗时，应根据患者的具体病情，选择合适的时间和剂量以提高治疗的安全性及疗效。

阿替普酶[2]属于第二代溶栓药物，其作用机制是优先激活与纤维蛋白结合的纤溶酶原，对血液中的纤维蛋白原几乎无纤溶作用，因而不会出现全身纤溶状态。在临床应用过程中，医师需严格筛选符合溶栓条件的患者，权衡潜在的风险及获益。处于溶栓治疗中的患者，医师应针对可能出现的不良反应做出预案，包括出血并发症及可能导致呼吸道阻塞的血管源性水肿。有静脉溶栓适应证的患者，获益与时间相关，因此治疗应越早开始越好。

以替奈普酶、去氨普酶、瑞替普酶等为代表的第三代溶栓药物是对前两代溶栓药物应用现代生物学技术，如单克隆抗体技术和基因工程技术进行改造而制成的，它们在溶栓效率、半衰期、给药途径、特异性等方面比前两代药物都有很大的提高。与阿替普酶相比，替奈普酶的半衰期更长，只需单次推注给药；且对纤维蛋白有较高的特异性，内生抑制剂即可抑制其活性，安全性更高[3]。

新一代溶栓药物尿激酶原的作用机制与尿激酶相似，但与尿激酶不同的是，尿激酶原属于特异性纤溶酶原激活剂，可以高选择性激活与血栓中纤维蛋白结合的纤溶酶原，从而达到溶解血栓的目的。此外，它对血液中游离的纤溶酶原无作用，几乎不影响纤溶系统，因此可以降低出血事件风险。使用尿激酶原进行溶栓治疗后的血管再通率也明显高于前几代溶栓药物。尿激酶原目前已广泛应用于急性心肌梗死患者的静脉溶栓治疗，正在进行急性缺血性卒中患者溶栓的适应性增补实验，其有效性及安全性尚待研究。

第一节　静脉溶栓有效性评估

一、静脉溶栓有效性的临床评估

临床较常用的用于评估急性脑卒中患者溶栓后有效性的相关评分除了NIHSS评分、mRS评分等外，Barthel指数、ADL评分等也可以用于评估溶栓后的远期功能预后。

静脉溶栓后早期病情改变，对后期的预后有重要影响，24小时NIHSS的中位数百分比变化与远期预后相关[4]。同样，多数大型随机对照试验随访7天、1个月甚至更长时间的NIHSS评分进行溶栓后有效性评估。目前对神经功能改善的定义标准尚未统一，EXTEND研究将神经功能改善定义为治疗后24小时、72小时和90天时NIHSS评分降低8分或为0~1分[5]。也有研究指出溶栓后早期神经功能改善是指2小时NIHSS评分为0分或减少>5分及24小时内评分为0分或减少>6分；如果继而于72小时内出现较溶栓前症状加重、CT排除脑出血、NIHSS评分较溶栓后的最低分增加5分以上的情况则考虑为溶栓后再闭塞[6]。

mRS评分能够对功能残疾水平进行评定，该评分简便易行，通过简单询问即可得出评分，故大多数临床研究都将3个月的mRS评分作为评估卒中患者长期功能预后的评价指标。一般将 mRS≤1 作为良好预后的标准，mRS≤2 则多为界定功能独立的标准[7]，但不同研究对结局的定义略有差异。

日常生活活动能力（Activities of Daily Living，ADL）（表 5-1）是评价脑卒中远期预后最基本的指标之一[8]。目前应用较多的 ADL 评估量表有功能独立性评定量表（Functional Independence Measure，FIM）、改良的巴氏指数（Modified Barrel Index，MBI）等。

改良 Barthel 指数评定包括进食、修饰、穿衣、转移、活动（步行）、如厕、大便控制、小便控制、上下楼梯、洗澡共十项内容，较 mRS 评分增加了日常生活具体的细节指标，能够更加客观地对残疾水平进行评价，但缺少认知功能评定，不能直接凸显患者认知功能情况。

FIM 量表（表 5-2）可评定躯体、言语、认知、社会功能，是较全面的 ADL 评估工具。每项的得分可分为 1~7 分（6~7 分为功能独立，3~5 分为部分依赖，1~2 分为完全依赖），其中，7 分为完全独立；6 分为有条件的独立；5 分为需要监护或准备；4 分为最小量接触性辅助；3 分为中量辅助；2 分为最大量辅助或者患者活动中的 25%~49% 为主动用力；1 分为完全辅助或者付出的努力 <25%，或活动根本不能进行。

二、静脉溶栓有效性的影像评估

1. 血管再通水平

（1）脑血流灌注（Thrombolysis in Cerebral Infarction，TICI）分级：Higashida 等对 TIMI 血管灌注分级系统进行了改进，将原来的 4 级系统改良为 5 级，即 TICI[9]（表 5-3）。其中，0 级：无灌注，闭塞点远端未出现前向血流。1 级：极微量的渗透性灌注，造影剂能通过闭塞部位，但在血管造影期间，未使闭塞远端的整个血管床显影。2 级：部分灌注，造影剂能通过闭塞区能使闭塞远端的动脉血管床显影，但进入闭塞远端速率和（或）其从远端血管床清除的速率，明显低于具有可比性的未闭塞血管。2a 级：整个血管区域仅部分充盈 <1/2；2b 级：血管区域的充盈≥1/2。3 级：完全灌注，前向血流进入血管闭塞部位后迅速进入闭塞远端的血管床，且在受累血管床与未受累的同侧或对侧血管床，造影剂清除速度相同。后来有学者提出改进，增加了 2c 的分级，将其定义为几乎完全灌注的水平，仅有远端皮层动脉的小栓子，但尚未被统一

认可。

经颅多普勒（TCD）、磁共振血管造影（MRA）、CT 血管造影（CTA）均可对脑血流灌注（TICI）分级进行评定，血管再通定义为溶栓后责任血管 TICI 分级改善 >2 级；再闭塞定义为溶栓后责任血管 TICI 分级再通后降低 1 级[10]。

（2）动脉闭塞病灶（Arterial Occlusive .Lesion，AOL）分级：卒中介入治疗试验研究组提出对 AOL 分级（表 5-4）[11]，有 4 个等级。其中，0 提示责任血管闭塞部位完全无再通；1 提示责任血管闭塞部位部分再通，但无远端血流；2 提示责任血管闭塞部位不完全闭塞或部分再通，伴有远端血流；3 提示责任血管闭塞部位完全再通，伴有远端血流。CTA 或 MRA 证实的 24h 后患者闭塞的脑血管再通一般定义为 AOL 评分 2 或 3。

（3）Mori 分级：Mori 等人在 1991 年提出了综合侧支循环、血管再通程度以及远端再灌注情况为一体的脑血管造影评价方法，即 Mori 分级（表 5-5）[12]。主要用于评价溶栓后血管再通和再灌注情况。Mori 分级方法分为 5 级：0 级为溶栓前后血管造影无变化；1 级为栓子向远端移动，但远端灌注无改善；2 级为部分血管再通（分支），远端灌注范围 <50% 的受累血管供血区；3 级为部分血管再通（分支），远端灌注范围 >50% 的受累血管供血区；4 级为受累血管完全再通，远端灌注完全恢复。

2. 灌注水平

EXTEND 研究次要结局将溶栓后成功再灌注定义为 24h 再灌注率至少为 50% 和 90%（定义为灌注损伤体积分别减少 >50% 和 >90%，其中造影剂延迟 >6s）证明溶栓有效[5]。

而血管再通导致的过度灌注也会对静脉溶栓后的效果造成影响。与临床症状相比，影像学能够更加直观、准确地提供过度灌注的证据。CT 可见患侧脑组织肿胀、脑沟和脑回消失等过度灌注的间接征象。使用经颅多普勒超声（TCD）监测脑血流速度较前升高超过 100%，则提示脑过度灌注综合征。CT 灌注成像显示脑血流量降低、平均通过时间延长和脑血容量轻度增加都提示发生过度灌注的风险增加[13]。

3. 栓子崩解

溶栓过程及溶栓后可能会发生栓子崩解，破碎的栓子、斑块随血流移位导致远端分支堵塞、微血管痉挛及微循环障碍，从而出现症状加重。

患者溶栓过程中突发烦躁不安、双眼凝视、失语等皮层症状，可能与栓子崩解造成远端栓塞有关；溶栓后血管影像学检查提示血管狭窄明显好转但皮层支减少，或者溶栓后出现皮层新发点状梗死都可能提示溶栓后栓子崩解并阻塞远端血管。

第二节　出血风险评估

静脉溶栓最主要的风险就是出血，严重影响患者预后，是导致患者溶栓后早期死亡的主要原因。出血包括系统出血、颅内远隔部位出血和出血转化，后者是指血流灌注恢复后梗死区出现的继发性出血或远隔部位出血，是静脉溶栓的主要并发症。颅内出血可分为症状性颅内出血（symptomatic Intracranial Hemorrhage，sICH）和非症状性颅内出血。2014 年一项荟萃分析纳入 9 个随机对照试验，分析结果显示静脉予以阿替普酶后发生症状性出血转化的风险高于对照组，为 2%~7%；sICH 多发生在溶栓后 24 小时内，10%~15% 发生于溶栓 24 小时以后[14]。

年龄、卒中严重程度、梗死体积、高血压、充血性心力衰竭、肾功能不全、糖尿病、缺血性心脏疾病、房颤、既往使用抗血小板药物、中重度脑白质病变等均与出血转化风险增加相关[15]。

其中，卒中严重程度和梗死体积被认为与 sICH 最为相关[16]。多种针对溶栓治疗相关出血转化半定量的预测模型被认为优于非定量的临床经验判断。以下列出了部分临床应用较为广泛的预测模型量表（表 5-6）：溶栓后出血模型（Hemorrhage After Thrombolysis，HAT）[17]、多中心卒中调查量表（Multicenter Stroke Survey，MSS）[18]、卒中安全治疗及 sICH 风险量表（Safe Implementation of Thrombolysis in Stroke，SITS）[19]、症状性溶栓出血危险因素评分 [（blood Sugar，Early infarct signs，（hyper）Dense cerebral artery sign，Age，SEDAN][20]、美国国立卫生研究院脑卒中量表（National Institutes of Health Stroke Scale，NIHSS）等。尽管预测模型量表尚未被国际指南所推荐，但我国专家共识提出可以适当参考出血转化量表等工具综合制定溶栓决策[21]。

为降低溶栓后出血转化的风险，进行静脉溶栓治疗的卒中患者应接受至少 24 小时的监测，包括血压和神经功能检查。最初 2 小时每 15 分钟进行

1 次查体；接下来的 6 小时每 30 分钟进行 1 次查体；剩下的 16 小时，每小时进行 1 次查体。在再灌注治疗后的 24 小时内，推荐将患者的血压控制在 180/105mmHg 以内，以降低出血并发症的风险。此外，如果出现神经功能缺损症状加重的表现，需急查头颅 CT 以明确是否发生出血。

表 5–1　日常生活活动能力（ADL）评价

项目	评分标准	得分
大便	0= 失禁或昏迷；5= 偶尔失禁（每周 <1 次）；10= 能控制	
小便	0= 失禁、昏迷或需导尿；5= 偶尔失禁（每 24h<1 次，每周 >1 次）；10= 能控制	
修饰	0= 需帮助；5= 能独立洗面、梳头、刷牙、剃胡须	
如厕	0= 依赖；5= 需部分帮助；10= 能自理	
进食	0= 依赖；5= 需部分帮助（如切面包、抹黄油、夹菜、盛饭等）；10= 全部自理	
转移	0= 完全依赖（需 2 人以上帮助）；5= 需 2 人或 1 个强壮、动作熟练的人帮助或指导；10= 需少量帮助；15= 能自理	
活动（步行）	0= 不能活动；5= 在轮椅上独立行动；10= 需 1 人帮助（体力或语言指导）；15= 独立步行（可用辅助器）	
穿衣	0= 依赖；5= 需一半帮助；10= 自理（系纽扣、开关拉链、穿脱鞋或乳罩）	
上下楼梯	0= 不能；5= 需帮助（体力或语言指导）；10= 能自理	
洗澡	0= 依赖；5= 能自理	
总分：		
备注：		
ADL 能力缺陷程度：0~20= 极严重功能缺陷；25~45= 严重功能缺陷；50~70= 中度功能缺陷；75~95= 轻度功能缺陷；100=ADL 自理		

表 5–2　FIM 评定量表

项目			得分
运动功能	I 自理活动	1. 进食	
		2. 梳洗修饰	
		3. 洗澡	
		4. 穿上身衣	
		5. 穿下身衣	
		6. 如厕	

续表

项目			得分
运动功能	Ⅱ 括约肌 控制	7. 排尿管理	
		8. 排便管理	
	Ⅲ 转移	9. 床椅间转移	
		10. 转移至厕所	
		11. 转移至浴盆或淋浴室	
	Ⅳ 行走	12. 步行 / 轮椅	
		13. 上下楼梯	
认知功能	Ⅴ 交流	14. 理解	
		15. 表达	
	Ⅵ 社会 认知	16. 社会交往	
		17. 解决问题	
		18. 记忆	
合计：运动功能得分 + 认知功能得分 = 总分数			
分级: 126 分: 完全独立; 108~125 分: 基本上独立; 90~107 分: 极轻度依赖或有条件的独立; 72~89 分：轻度依赖；54~71 分：中度依赖；36~53 分：重度依赖；19~35 分：极重度依赖；18 分：完全依赖			

表 5–3　脑血流灌注（TICI）分级

级别	TICI
0	无灌注，闭塞点远端未出现前向血流
1	极微量的渗透性灌注，造影剂能通过闭塞部位，但在血管造影期间，未使闭塞远端的整个血管床显影
2a	造影剂完全充盈动脉远端，但充盈及清除速度较正常动脉延缓（部分灌注），对比剂充盈 <2/3 受累血管的供血区
2b	造影剂完全充盈，但排空延迟
3	完全灌注，前向血流进入血管闭塞部位后迅速进入闭塞远端的血管床，且在受累血管床与未受累的同侧或对侧血管床，造影剂清除速度相同

表 5–4 动脉闭塞病灶（AOL）分级

级别	AOL 描述
0	靶血管完全闭塞
1	靶血管未完全闭塞或部分再通，远端无血流
2	靶血管未完全闭塞或部分再通，远端有极少量血流
3	靶血管完全再通，远端分支血流完全恢复

表 5–5 Mori 分级

级别	Mori 血管造影表现
0	溶栓前后血管造影无变化
1	栓子向远端移动，但远端灌注无改善
2	部分血管再通（分支），远端灌注范围 <50% 的受累血管供血区
3	部分血管再通（分支），远端灌注范围 >50% 的受累血管供血区
4	受累血管完全再通，远端灌注完全恢复

表 5–6 溶栓后脑出血预测模型量表

预测模型	量表内容（危险因素）	计分	总分	出血比例 / RR
HAT 评分	1. 糖尿病史或入院时基线血糖 >200mg/L（11.1mmol/L）	是 =1 分；否 =0 分	0 分 1 分 2 分	2% 5% 10%
	2. 治疗前 NIHSS 评分	<15=0 分；15~20=1 分；≥20=2 分	3 分	15%
	3. 首次头 CT 可见的低密度区	无 =0 分; <1/3MCA 供血区 =1 分; ≥1/3MCA 供血区 =2 分	>3 分	44%
MSS 评分	1. 年龄	≤60=0 分；>60=1 分	0 分	2.6%
	2. NIHSS 评分	≤10=0 分；>10=1 分	1 分	9.7%
	3. 血糖	≤8.325mmol/L=0 分；>8.325mmol/L=1 分	2 分	15.1%
	4. 血小板计数	≥150000/mm^3=0 分；<150000/mm^3=1 分	≥3 分	37.9%
SITS 评分	1. 抗血小板药	阿司匹林 + 氯吡格雷 =3 分；阿司匹林单药治疗 =2 分	0~2 分	0.4%
	2. 临床评分≥ 13 分	NIHSS 评分≥13 分 =2 分；NIHSS 评分 7~12 分 =1 分	3~5 分	1.5%
	3. 基线血糖	基线血糖≥180mg/dL=2 分		

续表

预测模型	量表内容（危险因素）	计分	总分	出血比例/RR
SITS评分	4. 年龄	年龄≥72 岁 =1 分		
	5. 收缩压	收缩压≥146mmHg =1 分	6~8 分	3.6%
	6. 体重	体重≥95kg=1 分		
	7. 发病 – 治疗时间	发病 – 治疗时间≥ 180min=1 分		
	8. 高血压病史	高血压病史 =1 分	≥9 分	9.2%
SEDAN评分	1. 血糖	≤8mmol/L=0 分；	0 分	0.19
		8.1~12mmol/L=1 分；>12mmol/L=2 分	1 分	0.40
	2. 早期缺血征象	无 =0 分；有 =1 分	2 分	1.23
	3. 动脉高密度征	无 =0 分；有 =1 分	3 分	1.85
	4. 年龄	≤75=0 分；>75=1 分	4 分	3.68
	5. 基线 NIHSS 评分	0~9=0 分；≥10=1 分	5 分	5.66

（马青峰）

参考文献

[1] ZENG J, WANG F, FENG H, et al. Influencing Factors of Recanalization after Intravenous Thrombolysis with Urokinase in Acute Cerebral Infarction Patients [J]. European neurology, 2020, 83 (2): 162-6.

[2] Tissue plasminogen activator for acute ischemic stroke. The National Institute of Neurological Disorders and Stroke rt-PA Stroke Study Group [J]. N Engl J Med, 1995, 333 (24): 1581-7.

[3] Warach S J, Dula A, Milling T. Tenecteplase Thrombolysis for Acute Ischemic Stroke [J]. Stroke, 2020, 51 (11): 3440-51.

[4] Agarwal S, Scher E, Lord A, et al. Redefined Measure of Early Neurological Improvement Shows Treatment Benefit of Alteplase Over Placebo [J]. Stroke, 2020, 51 (4): 1226-30.

[5] Ma H, Campbell B, Parsons M, et al. Thrombolysis Guided by Perfusion Imaging up to 9 Hours after Onset of Stroke [J]. N Engl J Med, 2019, 380 (19): 1795-803.

[6] Tomsick T, Broderick J, Carrozella J, et al. Revascularization results in the Interventional Management of Stroke II trial [J]. AJNR American journal of neuroradiology, 2008, 29 (3): 582-7.

[7] Kasner S. Clinical interpretation and use of stroke scales [J]. The Lancet Neurology, 2006, 5 (7): 603-12.

[8] Lawton M, Brody E. Assessment of older people: self-maintaining and instrumental activities of daily living[J] . The Gerontologist, 1969, 9 (3): 179-86.

[9] Higashida R, Furlan A, Roberts H, et al. Trial design and reporting standards for intra-arterial cerebral thrombolysis for acute ischemic stroke[J] . Stroke, 2003, 34 (8): e109-37.

[10] Zaidat O, Yoo A, Khatri P, et al. Recommendations on angiographic revascularization grading standards for acute ischemic stroke: a consensus statement[J] . Stroke, 2013, 44 (9): 2650-63.

[11] Khatri P, Neff J, Broderick J, et al. Revascularization end points in stroke interventional trials: recanalization versus reperfusion in IMS-I[J] . Stroke, 2005, 36 (11): 2400-3.

[12] Mori E, Yoneda Y, Tabuchi M, et al. Intravenous recombinant tissue plasminogen activator in acute carotid artery territory stroke[J] . Neurology, 1992, 42 (5): 976-82.

[13] 林甜，刘丽，蔡艺灵 . 脑过度灌注综合征的辅助检查[J] . 中国卒中杂志，2016，11 (03): 216-205.

[14] Seet R, Rabinstein A. Symptomatic intracranial hemorrhage following intravenous thrombolysis for acute ischemic stroke: a critical review of case definitions [J] . Cerebrovasc Dis, 2012, 34 (2): 106-114.

[15] Whiteley W, Slot K, Fernandes P, et al. Risk factors for intracranial hemorrhage in acute ischemic stroke patients treated with recombinant tissue plasminogen activator: a systematic review and meta-analysis of 55 studies [J] . Stroke, 2012, 43 (11): 2904-2909.

[16] TAN S, WANG D, LIU M, et al. Frequency and predictors of spontaneous hemorrhagic transformation in ischemic stroke and its association with prognosis [J] . J Neurol, 2014, 261 (5): 905-912.

[17] Lou M, Safdar A, Mehdiratfa M, et al. The HAT score: a simple grading scale for predicting hemorrhage after thrombolysis [J]. Neurology, 2008, 71 (18): 1417-1423.

[18] Cucchiara B, Tanne D, Levine S, et a1. A risk score to predict intracranial hemorrhage after recombinant tissue plasminogen activator for acute ischemic stroke [J] . J Stroke Cerebrovasc Dis, 2008, 17 (6): 331-333.

[19] Mazya M, Egido J, Ford G, et a1. Predicting the risk of symptomatic intracerebral hemorhage in ischemic stroke treated with intravenous alteplase: safe implementation of treatments in stroke (SITS) symptomatic intracerebral hemorrhage risk score [J]. Stroke, 2012, 43 (6): 1524-1531.

[20] Strbian D, Enqelter S, Micher P, et al. Symptomatic intracranial hemorrhagem after stroke thrombolysis: the SEDAN score [J] . Ann Neurol, 2012, 71 (5): 634-641.

[21] 中华医学会神经病学分会，中华医学会神经病学分会脑血管病学组 . 中国急性脑梗死后出血转化诊治共识 2019 [J] . 中华神经科杂志，2019，52 (4): 252-265.

第六章　静脉溶栓围溶栓期管理

围溶栓期是指患者入院时至静脉溶栓后24小时内这一时间段。急性缺血性脑卒中患者起病急，溶栓时间窗窄，溶栓前期仅数小时，所以应尽快查清病情，做好充足的准备，为溶栓成功创造最佳条件。溶栓后期要采取综合治疗措施，防止可能发生的并发症，尽快恢复生理功能，促使患者早日康复。围溶栓期管理目的是为患者溶栓顺利、安全、有效做充分而细致的工作，所以在围溶栓期这一时间段，我们需要密切监护患者基本生命体征（包括体温、心率、血压、呼吸和意识状态），并对相关诊疗措施进行规范化管理。

第一节　管理方案

一、溶栓前准备

急性脑卒中患者到达医院后，溶栓医生和溶栓护士接诊患者，准备如下工作：

1. 立即完成溶栓前评估：5~10分钟内迅速完成病史采集（包括症状开始时间、近期患病史、既往史、近期用药史）及体查，并进行美国国立卫生研究院脑卒中量表（NIHSS）评分。

2. 常规化验检查：如血糖、血常规、肝肾功能、电解质、凝血功能（包括APTT）等。

3. 监测生命体征：观察血压、心率、心律、呼吸，初次血压测量双上肢，之后以高的一侧为监测目标。

4. 完成十八导联心电图。

5. 18号套管针开放肘正中静脉通道（双通道），生理盐水维持通道。

6. 头颅 CT 排除脑出血。

7. 家属谈话，签署知情同意书。

二、生命体征的管理

1. 血压管理

脑卒中后高血压的不良影响包括脑卒中复发，出血转化和脑水肿发生率增加等[1]。静脉溶栓相关性颅内出血是自然病程和静脉溶栓干预中多因素复合作用的结果。急性脑梗死可造成脑血管内皮细胞受损，随后 rt-PA 注射可激活金属蛋白酶的表达，血脑屏障紧密连接蛋白降解，进一步升高颅内出血风险。另外，血管再通后发生的短暂高灌注可能造成血管内皮损伤加剧。此外，病程中伴随的应激性高血压也易增加血管破裂风险[2]。同时脑梗死急性期血压管理还与脑血流量密切相关，由于脑梗死发病时，脑血管自动调节功能紊乱，脑血流量主要依靠平均动脉压进行调节，脑梗死急性期血压异常升高是机体自我保护的应激性反应[3]。在围溶栓期，一方面需进行干预措施降低血压升高带来的不良影响，提高静脉溶栓的安全性；另一方面降低血压的同时需维持脑血流量在正常状态，因此，脑梗死急性期的动脉血压管理尤为重要[4]。

（1）一般处理：先处理患者的紧张焦虑情绪，缓解疼痛、恶心呕吐及颅高压等情况。

（2）血压管理方案：准备溶栓及桥接血管内取栓的患者，应控制血压在收缩压 <180mmHg，舒张压 <100mmHg，注意谨慎降压[2]。2018 年 AHA/ASA 指南推荐溶栓后 24 小时内应保证血压 <180/100mmHg[3]。对未接受静脉溶栓而计划进行动脉内治疗的患者血压管理可参考该标准，根据血管开通情况控制术后血压水平，避免过度灌注或低灌注，具体目标有待进一步研究。国际卒中溶栓注册研究提示，静脉溶栓后高收缩压与患者不良预后有关，其水平与风险比值呈钟形线性相关，预后最佳的患者收缩压为 141~150mmHg[4, 5]。血压波动也会影响溶栓治疗疗效，因此稳定血压也很重要。超早期的血压骤升与严重出血转化密切相关[6]，不推荐快速降低血压，降压过程中避免血压过低影响脑灌注，将血压控制在 140~150/80~90mmHg 即可。

（3）降压药物选择：首选静脉药物，主要有：①乌拉地尔：25mg 缓慢静脉推注；持续静脉泵入初始速度 2mg/min，维持速度 9mg/h，根据血压调整泵速。②拉贝洛尔：静脉推注 10~20mg，持续 1~2 分钟，每 10~20 分钟可重复一次，最大剂量为 300mg；或者给予 10mg 静脉快速推注，随后以 2~8mg/min 持续静脉泵入，根据血压调整泵速。③硝普钠：上述药物不能控制血压，再考虑硝普钠 0.5~10μg/（kg・min），根据血压调速。

2. 血糖管理

较高血糖水平与静脉溶栓再通失败及不良预后显著相关[7]。较高血糖水平可能加重缺血半暗带无氧糖酵解过程，使脑组织发生细胞内酸中毒导致线粒体功能紊乱，自由基生成增多，使处于危险边缘的低灌注脑组织容易形成新的梗死。此外，高血糖还可增加血脑屏障破坏，削弱其保护作用，增加症状性脑出血风险，可产生凝血素效应，促使栓子扩大，加重栓塞部位脑组织缺血程度[8]。溶栓药物可使机体血管中血栓的纤维蛋白链裂解，恢复脑血流，但高血糖可破坏血管床，引起动脉粥样硬化。

（1）高血糖：卒中急性期的高血糖主要分为两种，一种是既往存在糖代谢异常，因卒中所致应激使既往的糖代谢异常加重；另一种为单纯的应激性血糖升高。二者在急性卒中时难以区分，但无论以上何种形式的高血糖均对卒中患者不利。既往许多研究均表明，与血糖正常患者相比，同时合并糖代谢异常的卒中患者神经功能恢复更加缓慢，并发症更多，再发急性心脑血管疾病意外的风险更大[9]。入院时高血糖的缺血性卒中患者在接受静脉溶栓后其不良预后和症状性颅内出血风险均高于血糖正常的患者。因此，对于急性缺血性卒中 /TIA 患者，应尽快检测并监测其血糖，将血糖控制在 7.7~10mmol/L，超过 10mmol/L 应给予胰岛素降糖治疗，每小时血糖下降速度 3.9~6.1mmol/L 为宜；用 0.9% 生理盐水加普通胰岛素，以每小时 4~6 个单位的速度泵入，而后监测血糖，根据血糖下降速度调整胰岛素的剂量。但需注意的是，过于激进的降糖治疗可能导致低血糖发生风险增加。因此，在寻求血糖达标的同时，还应注重安全性，以有效地避免血糖波动，减少低血糖尤其是严重、急性低血糖的发生。

（2）低血糖：卒中后发生低血糖的比例较低，低血糖直接导致脑缺血损伤和水肿加重而对预后不利，故应尽快纠正。血糖 <3.3mmol/L 时可给 10%~20% 葡萄糖口服或静注，目标是正常血糖。

（3）血糖波动：血糖波动可增加血管内皮细胞的黏附，加重炎性反应和急性脑梗死后脑损伤。

3. 体温管理

体温升高患者，应找到发热源并处理其病因，如有感染应予以抗感染治疗，对于体温超过38℃者应予以退热处理[2]。

4. 呼吸道及氧饱和度管理

（1）氧饱和度下降时低流量吸氧，应维持氧饱和度 >94%。有研究发现，氧气水平充足的急性卒中患者并没有从低流量吸氧中获益，无论是连续吸氧还是只在夜间吸氧[10]。还有研究发现，自由氧疗会增加急性缺血性脑卒中的死亡率，在氧饱和度 >94% 补充吸氧会导致不良预后，因此支持氧疗的保守管理[11]。

（2）意识水平降低（GCS 评分 <8 分），咳嗽及吞咽等相关反射受抑制，肺部自洁能力降低，血液、胃液等误吸导致化学性肺损伤，患者可以出现不同程度的气道梗阻或肺部感染，继而发生周围性呼吸衰竭。此外，还可以因延髓功能障碍引起中枢性呼吸衰竭，此时应积极给予气道支持（气管插管或切开）及有创呼吸机辅助呼吸。

（3）无低氧血症的患者不需常规吸氧。

5. 心电监测

脑梗死后 24 小时内应常规进行心电图检查，根据病情，有条件时进行 24 小时持续心电监护以便早期发现阵发性心房颤动或严重心律失常等心脏病变，避免或慎用增加心脏负担的药物。

第二节 静脉溶栓的监护及处理

一、监护单元

患者在溶栓过程中病情会有较大的波动，有条件的情况下应尽快收入神经内科重症监护病房或卒中单元。

二、神经功能评估

溶栓过程中应密切关注患者肢体功能等神经系统体征变化情况，并采用 NIHSS 评分进行定量评估，建议静脉溶栓药物治疗过程中每 15 分钟评估一次，随后 6 小时每 30 分钟评估一次，之后 24 小时每 60 分钟评估一次。

患者出现严重头痛、急性血压增高、恶心或呕吐，或神经症状体征恶化，应立即停用溶栓药物，并紧急行头颅 CT 检查。

三、定期血压监测

血压与患者并发症的发生息息相关，因此溶栓过程中应做好血压监测。溶栓最初 2 小时内每 15 分钟监测一次，之后 22 小时每一小时监测一次。如收缩压≥180mmHg 或舒张压≥100mmHg，应增加血压监测次数，并使用降压药物处理。

四、其他

溶栓 24 小时后应复查头颅 CT，排除颅内出血后给予抗凝药或抗血小板药物。鼻饲管、导尿管及动脉内测压管在病情许可的情况下应延迟。

第三节　围溶栓期的合并用药

一、抗血小板聚集药物的应用

静脉溶栓前服用阿司匹林或氯吡格雷并非静脉溶栓的禁忌，且溶栓前应用抗血小板治疗与溶栓后颅内出血无关[7]。静脉溶栓 12 小时内使用口服抗血小板聚集药物（阿司匹林或氯吡格雷）可降低缺血性卒中复发风险，但增加出血风险，因此推荐静脉溶栓后 24 小时开始使用口服抗血小板聚集药物。如果患者存在其他特殊情况（如合并疾病），在评估获益大于风险后可以在阿替普酶静脉溶栓 24 小时内使用抗血小板药物。对不能耐受阿司匹林者，可考虑选用氯吡格雷等抗血小板治疗。临床研究未证实替格瑞洛治疗轻型卒中优于阿司匹林，但其安全性与阿司匹林相似，可考虑作为有使用阿司匹林禁忌证患者的替代药物。针对静脉溶栓后替罗非班的应用，2018 年 AHA/ASA 指南推荐意见较弱，有临床研究提出，rt–PA 静脉溶栓后不同时间点予以替罗非班的疗效显示，溶栓后≥12 小时予以替罗非班的患者，其神经功能改善获益最大，而与症状性颅内出血和死亡无关联性[8]。对于发病时间处于溶栓时间窗内的急性缺血性卒中患者，有研究显示替罗非班联合静脉溶栓药物治疗可减小患者颅内病灶的体积，较单用静脉溶栓药物可更好地改善患者的神经功能缺损症状，且联合静脉溶栓用药患者较单用静脉溶栓药物患者的长期神经功能结局也更好[12]。根据《替罗非班在动脉粥样硬化性脑血管疾病中的临床应用专家共识》，对于发病时间处于溶栓时间窗内的急性缺血性卒中患者，使用替罗非班作为静脉溶栓的辅助治疗是合理的。推荐的用法用量为在静脉溶栓后2~12小时期间以0.4μg/（kg·min）的速率输注30分钟，然后以0.1μg/（kg·min）速率连续静脉输注24~72小时，并根据肌酐清除率进行调整[13]。

二、抗凝药物的应用

《中国急性缺血性脑卒中诊治指南2018》推荐发病24小时内接受过低分子肝素治疗是静脉溶栓禁忌，3小时内服用抗凝剂的患者，只有INR<1.7或PT<15s允许静脉溶栓治疗[2]。2018年AHA/ASA指南不推荐服用直接凝血酶抑制剂或直接Xa因子抑制剂的患者接受静脉溶栓治疗，除非经过详细的凝血检查（比如活化部分凝血活酶时间、INR、蛇静脉酶凝结时间、凝血酶时间或直接Xa因子活性）发现药物已经被清除，以及最后一次服药的时间已经超过48小时。静脉溶栓后需要抗凝的患者，应在24小时后根据病情使用抗凝剂。超早期抗凝不应替代溶栓治疗。在一项小样本的随机临床研究中，rt-PA静脉溶栓患者联合阿加曲班并不增加症状性颅内出血的风险。

三、其他药物

2018年AHA/ASA指南推荐在缺血性脑卒中发生时已使用他汀类药物的患者，在卒中急性期再使用他汀类药物是合理的，在急性期根据患者的年龄、性别、卒中亚型、伴随疾病及耐受性等临床特性，确定他汀类药物治疗的种类和强度。但围溶栓期是否在静脉溶栓前使用他汀类药物或静脉溶栓联合他汀类药物仍需更多RCT研究论证，同时静脉溶栓前是否使用质子泵抑制剂或静脉溶栓联合使用质子泵抑制剂预防消化道出血也需更多RCT研究论证。但需注意奥美拉唑或埃索美拉唑会降低氯吡格雷抗血小板聚集的作用，不宜配伍使用；依达拉奉是抗氧化剂和自由基的清除剂，国内多个临床试验指出依达拉奉联合阿替普酶静脉溶栓能改善缺血性脑卒中的早期神经功能缺损[14]，然而《中国急性缺血性脑卒中诊治指南2018》推荐神经保护剂的疗效和安全性尚需更多

RCT 研究论证。几项多中心随机、双盲、安慰剂对照实验均显示丁苯酞可改善神经功能缺损和生活能力评分，安全性好[15]。但在临床工作中，对于需个体化应用丁苯酞等改善脑血液循环药物，还有待进一步研究。

（胡　晓）

参考文献

[1] Dirks M，Zonneveld T，Dippel D，et al. Elevated pretreatment blood pressure and Ⅳ thrombolysis in stroke [J]. Neurology，2015，84 (14)：1419-1425.

[2] 中华医学会神经病学分会，中华医学会神经病学分会脑血管病学组. 中国急性缺血性脑卒中诊治指南 2018[J]. 中华神经科杂志，2018，51 (9)：666- 682.

[3] Powers W，Rabinstein A，Ackerson T，et al. 2018 Guidelines for the Early Management of Patients with Acute Ischemic Stroke：A Guideline for Healthcare Professionals From the American Heart Association /American Stroke Association [J]. Stroke，2018，49 (3)：e46-e110.

[4] Ahmed N，Wahlgren N，Brainin M，et al. Relationship of blood pressure，antihypertensive therapy，and outcome in ischemic stroke treated with intravenous thrombolysis：retrospective analysis from Safe Implementation of Thrombolysis in Stroke-International Stroke Thrombolysis Register (SITS-ISTR) [J]. Stroke，2009，40 (7)：2442-2449.

[5] LI C，WANG Y，CHEN Y，et al. Optimal blood pressure levels in patients undergoing intravenous thrombolysis for AIS [J]. Minerva Med，2015，106 (5)：255-258.

[6] Kim T，Park H，Kim J，et al. Blood pressure variability and hemorrhagic transformation in patients with successful recanalization after endovascular recanalization therapy：A retrospective observational study [J]. Ann Neurol，2019，85 (4)：574-581.

[7] Tsivgoulis G，Goyal N，Kerro A，et al. Dual antiplatelet therapy pretreatment in Ⅳ thrombolysis for acute ischemic stroke [J]. Neurology，2018，91 (11)：e1067-e1076.

[8] LIU J，SHI Q，SUN Y，et al. Efficacy of tirofiban administered at different time points after intravenous thrombolytic therapy with alteplase in patients with acute ischemic stroke [J]. J Stroke Cerebrovasc Dis，2019，28 (4)：1126-1132.

[9] 江东兰. 规范管理在阿替普酶静脉溶栓患者中的应用 [J]. 医疗装备，2019，32 (19)：148-149.

[10] Christine R，Tracy N，Julius S，et al. Effect of routine low-dose oxygen supplementation on death and disability in adults with acute stroke，The Stroke Oxygen Study Randomized Clinical Trial [J]. JAMA，2017 (318)：1125-1135.

[11] Chu D，Kim L，Young P，et al. Mortality and morbidity in acutely ill adults treated with liberal versus conservative oxygen therapy (IOTA)：a systematic review and meta-analysis

[J]. Lancet，2018，391 (10131)：1693-1705.
[12] LI W，LIN L，ZHANG M，et al. Salty and preliminary efficacy of early tirofiban treatment after alteplase in acute ischemic stroke patients [J]. Stroke，2016，47 (10)：2649-2651.
[13] 中国卒中学会，中国卒中学会神经介入分会，中华预防医学会，卒中预防与控制专业委员会介入学组. 替罗非班在动脉粥样硬化性脑血管疾病中的临床应用专家共识 [J]. 中国卒中杂志，2019，14 (10)：1034-1044.
[14] 董蕾蕾，庞丹丹. 依达拉奉联合 rt-PA 时间窗内静脉溶栓治疗急性脑梗死的效果观察 [J]. 临床研究，2020，18 (13)：98-99.
[15] CUI LY，ZHU YC，GAO S，et al. Ninety-day administration of dl-3-n-butylphthalide for acute stroke：a randomized double-blind trial [J]. Chin Med J，2013，126 (18)：3405-3410.

第七章　静脉溶栓并发症的预防和处理

静脉溶栓是针对缺血性脑卒中有效的治疗方法，但静脉溶栓带来的并发症仍不容忽视，其中脑出血转化、系统性出血、血管再闭塞、血管源性水肿是静脉溶栓后的主要并发症。本章对 AIS 静脉溶栓后出现的并发症的预防和处理做一阐述，为临床提供参考。

第一节　脑出血转化

静脉溶栓治疗后最严重且难以预测的并发症是早期脑出血，其带来的出血转化（Hemorrhagic Transformation，HT）风险是困扰临床医生的主要难题。静脉溶栓后出血转化是指采取静脉溶栓治疗后，急性脑梗死后缺血区血管重新恢复血流灌注导致的出血。出血转化一般发生在静脉溶栓后 24~36h 内，虽然卒中后出血转化发生率在各研究间差异很大，但比较一致的是溶栓后发生症状性出血转化发生率为 2%~7%。

一、出血转化的分类分型

卒中后出血转化发生率的差异很大，各研究对于出血转化的定义不同、分型分类的标准不同是其中重要的原因。在今后的临床实践中，进一步规范出血转化的定义和分类分型，并可用于指导良好预后，仍然任重道远。目前对于卒中后出血转化的分类，主要采用临床症状和影像学分类两种方法。

1. 根据有无临床症状加重分类

基于有无神经功能缺损加重，溶栓后出血转化可分为症状性颅内出血（symptomatic Intracranial Hemorrhage，sICH）和无症状性颅内出血（Asymptomatic

Intracranial Hemorrhage）。目前研究显示，与患者预后不良相关的主要是 sICH，但其定义尚未统一，《中国急性脑梗死后出血转化诊治共识 2019》中建议可采用 NIHSS 评分增加≥4 分来定义症状性出血转化。具体分型如下：

（1）无症状的 HT：尽管有 HT，但 NIHSS 评分没有增加；

（2）轻微症状 HT：NIHSS 增加 1~3 分；

（3）严重症状 HT：NIHSS 增加 4 分或 4 分以上。

2. 根据影像特点（部位和形态）分型

目前常用的是 ECASS 分型和 Heidelberg 分型方法（表 7-1、图 7-1），但 ECASS 分型主要在于区分 HI 和 PH，未考虑梗死区远隔部位出血和发生在蛛网膜下腔、硬膜下和脑室的出血等情况，Heidelberg 分型对此进行了补充。

表 7-1　常用的缺血性卒中后出血转化影像分型特点

ECASS 分型	Heidelberg 分型
HI1　沿梗死灶边缘小点状出血	1a　HI1，沿梗死灶边缘小点状出血，无占位效应
HI2　梗死区内片状无占位效应出血或多个融合的点状出血	1b　HI2，梗死区内片状无占位效应出血或多个融合的点状出血，无占位效应
PH1　血肿 < 梗死面积的 30% 并有轻微占位效应的出血	1c　PH1，血肿 < 梗死面积的 30% 并有轻微占位效应的出血
PH2　血肿 > 梗死面积的 30% 并有明显占位效应的出血或远离梗死灶的出血	2　血肿超过梗死面积的 30%，有明显的占位效应
	3a　远隔脑梗死区域的脑实质出血
	3b　脑室内出血
	3c　蛛网膜下腔出血
	3d　硬膜下出血

二、出血转化的危险因素

临床因素、某些生物学指标、遗传因素以及影像学因素均可与 HT 风险增加相关，这些危险因素可能并不独立发挥作用，而是多种因素之间存在相互影响。早期识别静脉溶栓后出血转化的危险因素，一方面，可以在实施再灌注治疗前更好地选择获益大于出血风险的患者；另一方面，也有利于对静脉溶栓后出血高危患者加强监测和管理。

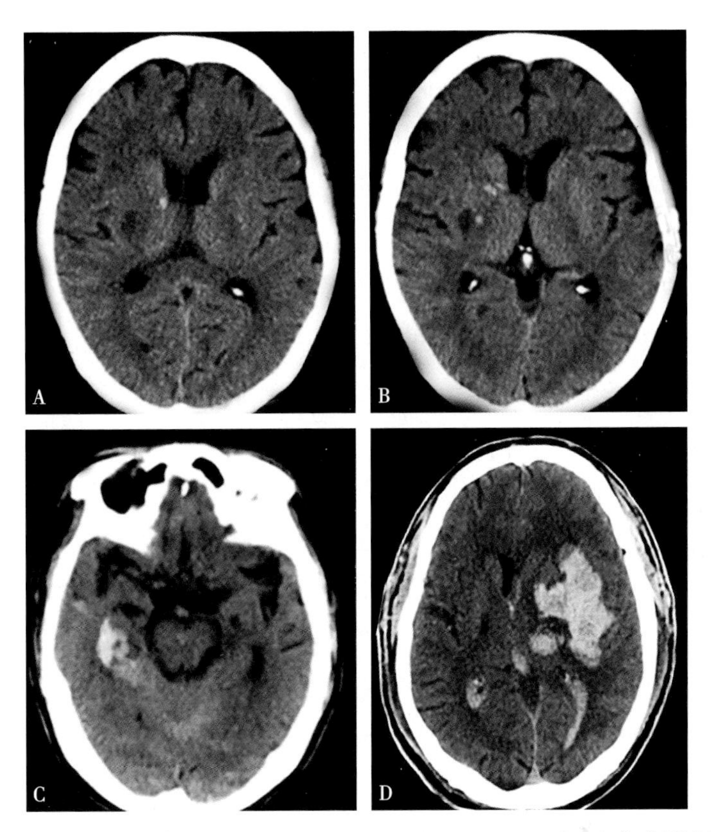

图 7-1　ECASS（European Cooperative Acute Stroke Study）分型方法

A~B. HI：出血性脑梗死；C~D. PH：脑实质出血

1. 临床因素

（1）梗死面积大小和卒中严重程度：梗死面积大小和卒中严重程度与 HT 最为相关，大面积脑梗死是最危险的因素之一，NIHSS 评分对于出血转化有良好的预测作用。一项纳入 9 个随机对照试验共 6756 例急性脑梗死患者的研究表明，入院 NIHSS 评分≤4 分，其溶栓后致死性症状性出血转化为 0.9%；入院 NIHSS 评分≥22 分，其致死性症状性出血转化风险可增加至 6.8%。

（2）时间窗：即再灌注时间，缺血持续时间越长，缺血区血管壁破坏越严重，再灌注后也越容易发生出血现象。结合 NINDS、ECASSⅢ、WAKE-UP、EXTEND 等研究，溶栓后 sICH 发生率 2%~7%。因临床研究入组患者纳入标准不同，sICH 定义差异导致 sICH 发生率有所差异。若按 NINDS 研究的 sICH 定义，随时间窗的延长，sICH 发生率有所增加。NINDS 研究 3h 内 sICH 发生率

6.4%，ECASSⅢ研究时间窗扩展到4.5h后sICH发生率2.4%（依NINDS研究sICH定义应为7.9%），WAKE-UP研究发生率2.4%（依NINDS研究sICH定义应为8%），EXTEND研究时间窗扩展到9小时发生率为6.1%（校正后7.22%）。多项研究结果显示，发病至治疗时间越短，出血转化（HT）发生率越低，症状恶化程度越低。

（3）其他临床因素：年龄、卒中严重程度、梗死体积、高血压、充血性心力衰竭、肾功能不全、糖尿病、缺血性心脏疾病、房颤、既往使用抗血小板药物、中重度脑白质病变等均与出血转化风险增加相关。

2. 药物因素

不同的溶栓药物、剂量、用药途径等发生HT的概率不一。溶栓药物有rt-PA、尿激酶、链激酶及替奈普酶等。链激酶容易诱发全身纤溶亢进，从而导致出血尤其是颅内出血，临床上已经不再推荐使用。相对于链激酶，尿激酶不良反应较少，最常见的依然是各种出血倾向。目前临床应用最广泛、证据最充分的是rt-PA，rt-PA导致的出血多为瘀斑和牙龈等出血，颅内出血相对少见。第三代溶栓药物替奈普酶与rt-PA 0.9mg/kg相比，其0.25mg/kg静脉溶栓可以带来初始血管造影时更多的再灌注和更大的获益，并且安全性与rt-PA相当，sICH发生率没有显著差别。

3. 神经影像

神经影像检查可提示HT的因素主要包括：

（1）梗死体积：CT和MR（DWI）显示的梗死面积或梗死体积与出血转化密切相关，ASPECTS评分<7分患者溶栓后出血风险显著增高。

（2）灌注参数：TTP图像缺损合并延迟灌注或PWI上血流灌注减少、侧支循环差等因素均同HT相关。

（3）MRI的FLAIR序列脑白质疏松的严重性、高负荷微出血灶（>10个）。

综上，除静脉溶栓导致出血的治疗因素外，卒中严重程度（NIHSS评分）和影像显示的大面积脑梗死是当前较为公认的出血转化危险因素，更加简便且精准的出血转化预测模型仍需进一步研究。但需要强调的是，尽管有些因素提示溶栓后出血风险增加，但目前尚不推荐采用现有量表或预测模型作为排除静脉溶栓或事后评价某个患者是否应该溶栓的工具，仅在同患者家属沟通及决策困难时，适当加以参考。

三、症状性出血转化的检测

HT 的检测主要依靠头部影像学检查。CT 和 MRI 对于发现 PH 型 HT 具有同样的敏感度，但对于 HI 型 HT，MRI 的梯度回波序列和 SWI 比 CT 更敏感。sICH 的检测通常是患者出现神经功能恶化时，急诊复查头颅 CT/MRI 发现出血而进行的诊断。但神经功能恶化到何种程度才需行影像检查，可个体化选择影像检查时间。对于 HT 高风险的高危患者，将每 30 分钟 1 次的神经功能和生命体征监测延长至溶栓后 12h；对于重症脑梗死患者（如 NIHSS 评分≥12 分），可更积极地安排影像学复查，有助于 HT 的早期诊断和治疗。

四、出血转化的诊断流程

出血转化诊断流程包括以下四步：

（1）是否为出血转化；

（2）是否为症状性出血转化；

（3）出血转化影像分型：可采用 ECASS 分型或 Heidelberg 分型；

（4）明确出血转化发生的原因（自发性或继发性出血转化）：结合患者病史、用药情况、出血转化发生时间和影像学检查等确定。

五、出血转化的处理

目前溶栓后出血转化一般处理原则与自发性脑出血的治疗相似，包括生命体征监测、神经功能情况监测、预防血肿扩大、治疗颅高压以及处理相关并发症等，同时注意寻找导致出血转化的原因并进行处理。

1. 症状性出血转化的处理

（1）正在使用溶栓药物的，立即停用溶栓药物；

（2）急诊行头颅 CT 扫描检查；

（3）监测全血计数、凝血酶原时间（包括国际标准化比值）、活化部分凝血活酶时间、纤维蛋白原水平。

（4）根据患者病情，若为 36h 内发生的症状性出血转化，可个体化选择逆转凝血功能障碍的治疗，具体用药参见表 7-2。

表 7-2 rt-PA 静脉溶栓后出血转化可考虑使用的逆转 rt-PA 作用的药物

抗凝药物	建议剂量	潜在获益	不良反应
冷沉淀	一旦诊断应立即送检纤维蛋白原水平，经验性输注 10μg 冷沉淀，随后继续输注，直至纤维蛋白原水平≥1.5g/L	所有类型的症状性出血均可获益，应作为首选	输血反应及输血相关性肺损伤
抗纤维蛋白溶解剂	氨基己酸：第一个小时静脉注射 4g，随后 8h 给予 1g/h；氨甲环酸：10mg/kg，3~4 次 /d（根据肾功能调整）	所有类型的症状性持续均可能获益，尤其适用于因各种原因无法输血、无法获取冷沉淀时；安全性有效性有限	血栓形成并发症
血小板	8~10μg	除血小板减少者（血小板 <100×10⁹/L）可能获益，其余尚不明确	输血反应、输血相关性肺损伤、容量负荷加重
新鲜冰冻血浆	12ml/kg	仅华法林使用者考虑使用	输血反应、输血相关性肺损伤、容量负荷加重
凝血酶原复合物	25~50μg/kg（根据 INR 调整）	仅华法林使用者考虑作为辅助治疗方案	血栓形成并发症
维生素 K	静脉注射 10mg	仅华法林使用者考虑作为辅助治疗方案	过敏反应
重组Ⅶa 因子	20~160μg/kg	获益尚不明确，无证据支持其使用时不应使用	血栓形成并发症

2. 无症状性脑出血转化的处理

目前对于无症状性脑出血的诊疗证据有限，可暂时严密观察。但对于溶栓 24h 内发生的无症状 PH 型出血，尤其是合并凝血功能异常的患者，仍可以参照表 7-2 进行纠正凝血障碍的药物治疗。

第二节　系统性出血及处理

系统性出血指常见其他部位出血，包括口腔、鼻黏膜、胃肠道、泌尿道、注射部位等的出血，浅表部位的出血多在压迫止血后即可得到控制；尚有文献报道一些少见部位的出血，如硬膜外出血、脾脏破裂出血、甲状腺出血、腹壁肌肉层血肿。2013 年 AHA/ASA 指南提到系统性出血为溶栓后另一潜在并发症，近期大型手术史患者可能导致系统性出血，建议动脉内溶栓或者血管内取栓替代静脉溶栓。

静脉溶栓后应密切关注患者病情变化，监测生命体征，定期复查血常规、凝血功能，早期发现、早期干预治疗系统性出血并发症。

一旦出现系统性出血，可以采取以下措施：①如果出现不可压迫的部位出血立即停用 rt-PA；②检测 PT、APPT、纤维蛋白原、全血计数及配血；③适当支持疗法：监测血压、补液、输血等支持循环；④抗纤溶治疗：氨甲环酸；⑤如纤维蛋白原过低（<1g/L），可给予冷沉淀物（含纤维蛋白原和Ⅷ因子）；⑥持续性的难以控制的内脏出血，可以采取血管内介入治疗止血或者内镜下止血。

第三节 血管再闭塞

血管再闭塞是 AIS 静脉溶栓治疗常见并发症，和临床症状恶化相关，静脉溶栓后约 11.8% 的患者可能出现临床恶化，其中 82% 的患者是因为发生持续闭塞或者再闭塞。血管再闭塞尚无统一定义，一般认为静脉溶栓后，TIBI 分级增加大于 1 级并复查 CT 排除出血即可确定再闭塞；也有定义为，静脉溶栓再通后，NIHSS 评分再次增高≥2 分（需经影像学检查排除 sICH）。目前血管再闭塞的机制仍不完全清楚，但研究显示早期再闭塞预示长期预后不良。

急性缺血性脑卒中溶栓后血管再闭塞的预防和处理，目前仍缺少高质量的随机对照研究，主要手段有：

（1）溶栓联合抗血小板治疗可能会减少再闭塞的发生，患者出现溶栓后血管再闭塞时，在评估获益大于风险后可考虑溶栓后 24h 内使用抗血小板药物，包括使用 GP Ⅱb/Ⅲa 抑制剂（替罗非班、依替巴肽等）可减少再闭塞发生和治疗再闭塞，但后者需要更多的高质量的大样本随机对照试验进行验证。

（2）血管内介入治疗。静脉溶栓治疗只能溶解新鲜形成的血栓，对粥样硬化斑块所致的管腔狭窄无效，而后者与血栓再次形成造成血管再闭塞密切相关。因此，大血管病变患者溶栓时行血管内治疗解决血管狭窄显得十分必要，即静脉溶栓同时血管内介入治疗。随着脑血管介入技术的广泛开展，已有诸多研究证明静脉溶栓联合血管内（动脉溶栓或机械取栓）治疗可减少静脉溶栓后再闭塞及明显增加血管再通率。临床上对 NIHSS 评分比较高或者 CTA、MRA 提示大血管病变者，建议静脉溶栓同时进行无缝桥接治疗以减少单独静脉溶栓治疗后血管再闭塞的发生。

（3）其他改善脑血液循环的药物。AIS 的治疗目的除了恢复大血管闭塞外，脑侧支循环代偿程度与 AIS 预后密切相关，人尿激肽原酶（尤瑞克林）、丁苯酞等药物能帮助开放脑动脉侧支循环，但这些药物开放侧支循环的作用还需更高质量的大样本随机对照试验进行验证。

第四节　过敏及血管源性水肿

血管源性水肿是 rt-PA 治疗后的罕见并发症，占 rt-PA 溶栓患者的 1.3%~5.9%，其中，症状严重需要紧急麻醉科干预的占 0.3%~0.8%。血管源性水肿多在用药时或用药后 2h 内发生，临床常表现为不对称唇舌水肿，然后波及对侧，甚至造成上呼吸道梗阻，通常 24h 内水肿可消退。过敏及血管源性水肿处理措施如下：

（1）立即停止静脉 rt-PA。

（2）对气道、呼吸及循环 3 个方面进行紧急评估。

（3）气道维持：如仅局限于舌前部及嘴唇，可暂不插管；如病情进展，在 30 分钟内出现累及喉头、软腭、口咽等水肿，插管概率显著增加，随时准备气管；注意插管过程中可能由于 rt-PA 应用导致的出血，一般不需要紧急环甲膜切开术。

（4）静脉注射甲泼尼龙 120mg。

（5）给予抗组胺药物。

（6）静脉注射法莫替丁 20mg 或雷尼替丁 50mg。

（7）如血管源性水肿症状仍进一步加重，应用肾上腺素 0.3ml。

（8）支持治疗。

（张　馨　王润青）

参考文献

[1] Hacke W，Kaste M，Bluhmki E，et al. Thrombolysis with alteplase 3 to 4.5 hours after acute ischemic stroke [J]. N Engl J Med，2008，359：1317–1329.

[2] Brown D，Barsan Wg，Lisabeth L，et al. Survey of emergency physicians about recombinant tissue plasminogen activator for acute ischemic stroke [J]. Ann Emerg Med，2005，46：56–60.

[3] Libman R，Kwiakowskik T，Lyden P，et al. Asymptomatic hemorrhagic transformation of cerebral infarction does not worsen long–term outcome [J]. J Stroke Cerebrovasc Dis，2005，14：50–54.

[4] Hacke W，Kaste M，Fieschi C，et al. Randomised double–blind placebo–controlled trial of thrombolytic therapy with intravenous alteplase in acute ischaemic stroke (ECASS Ⅱ). Second European–Australasian Acute Stroke Study Investigators [J].Lancet，1998，352：1245–1251.

[5] Emberson J，Lees K，Lyden P，et a1. Effect of treatment delay，age，and stroke severity on the effects of intravenous thrombolysis with alteplase for acute ischaemic stroke：a meta–analysis of individual patient data from randomised trials [J]. Lancet，2014，384 (9958)：1929–1935.

[6] Wahlgren N，Ahmed N，Davalos A，et a1. Thrombolysis with alteplase for acute ischaemic stroke in the Safe Implementation of Thrombolysis in Stroke– Monitoring Study (SITS–MOST)：an observational study [J]. Lancet，2007，369：275–282.

[7] Shi K，Zou M，Jia DM，et a1. tPA mobilizes immune cells that exacerbate hemorrhagic transformation in stroke [J]. Circulation Research. 2020 Oct 19.

[8] Larrue V，Von Kummer R，Muller A，et a1. Risk factors for severe hemorrhagic transformation in ischemic stroke patients treated with recombinant tissue plasminogen activator：a secondary analysis of the European–Australasian Acute Stroke Study (ECASS Ⅱ) [J]. Stroke，2001，32 (2)：438–441.

[9] 中华医学会神经病学分会，中华医学会神经病学分会脑血管病学组. 中国急性脑梗死后出血转化诊治共识 2019 [J]. 中华神经科杂志，2019 (04)：252–265.

[10] Huang X，Cheripelli B，Lloyd Sm，et al. Alteplase versus tenecteplase for thrombolysis after ischaemic stroke (ATTEST)：A phase 2，randomised，open–label，blinded endpoint study [J]. The Lancet. Neurology. 2015，14：368–376.

[11] Logallo N，Novotny V，Assmus J，et al. Tenecteplase versus alteplase for management of acute ischaemic stroke (NOR–TEST)：a phase 3，randomised，open–label，blinded endpoint trial [J]. The Lancet. Neurology. 2017，16：781–788.

[12] Campbell B，Mitchell P，Churilov L，et al. Tenecteplase versus alteplase before endovascular thrombectomy (EXTEND–IA TNK)：A multicenter，randomized，controlled study

[J]. 2018, 13(3): 328-334.

[13] Grotta J, Welch K, Fagan Sc, et al.Clinical deterioration following improvement in the NINDS rt-PA Stroke Trial [J]. Stroke, 2001, 32(3): 661-668.DOI: 10.116/01.STR.32.3.661.

[14] WEI LI, YA WU, XIAO-SHU LI, et al .Intravenous tirofiban therapy for patients with capsular warning syndrome [J] .Stroke and Vascular Neurology.2019;Mar;4(1): 22-27.

[15] 中国卒中学会，中国卒中学会神经介入分会，中华预防医学会卒中预防与控制专业委员会介入学组. 替罗非班在动脉粥样硬化性脑血管病中的临床应用专家共识[J]. 中国卒中杂志，2019，4(10): 1034-1044.

[16] Barreto A, Alexandrov A, Lyden P, et al. The argatroban and tissue-type plasminogen activator stroke study: final results of a pilot safety study [J]. Stroke, 2012, 43(3): 770-775.

[17] Barreto A, Ford G, Shen L, et al. Randomized, Multicenter Trial of ARTSS-2 (Argatroban With Recombinant Tissue Plasminogen Activator for Acute Stroke) [J]. Stroke, 2017, 48(6): 1608-1616.

第八章　典型病例

病例1　动脉粥样硬化型脑梗死静脉溶栓

一、病史介绍

患者，男性，63岁，因“突发左侧肢体乏力50分钟”就诊。

患者于2020年10月5日7：40卧床休息状态突然感到左侧肢体乏力，左侧上下肢无法抬起，仅可略平移，右侧肢体活动正常，伴口角歪斜，言语含混不清，无意识丧失，无头晕头痛，无恶心呕吐，无肢体麻木抽搐等。遂送至我院急诊就诊。

既往史、个人史与家族史：有高血压病史10余年，最高血压约150/95mmHg，平时规律服用非洛地平控制，血压控制不详。半年前有脑梗死病史，起病表现为左侧肢体乏力，于外院治疗后恢复良好，无后遗症。住院过程中明确有脑动脉狭窄，曾服用阿司匹林、他汀等药物，4月前自行停服。否认糖尿病、高脂血症、冠心病等病史；吸烟约40年，平均每日约5支；否认长期饮酒嗜好；否认家族遗传性疾病史；否认家族中类似疾病发病史。

查体：体温：37℃；脉搏：80次/分；呼吸：20次/分；血压：156/82mmHg。内科查体未见异常。神经系统查体：神志清醒，言语不清，双侧额纹对称，左侧鼻唇沟浅，口角右偏，伸舌左偏，左侧上下肢肌力2级，右侧上下肢肌力正常，四肢肌张力、腱反射正常，左侧巴氏征阳性，右侧病理征阴性。双侧深浅感觉正常。

二、诊疗经过

患者于发病后50分钟（上午8：30）到达急诊，护士预诊考虑急性脑卒中，立即进入卒中绿色通道诊疗。约 8：46 完成病史询问及头颅 CT 平扫，提示右侧颞枕叶陈旧性脑梗死病灶，未见颅内出血（图 8–1），ASPECTS 10 分。在等待 CT 检查时已完善心电图检查，开通静脉通道，同时送检血常规、肾功能 + 电解质、血糖、心肌酶、凝血功能等检验项目。

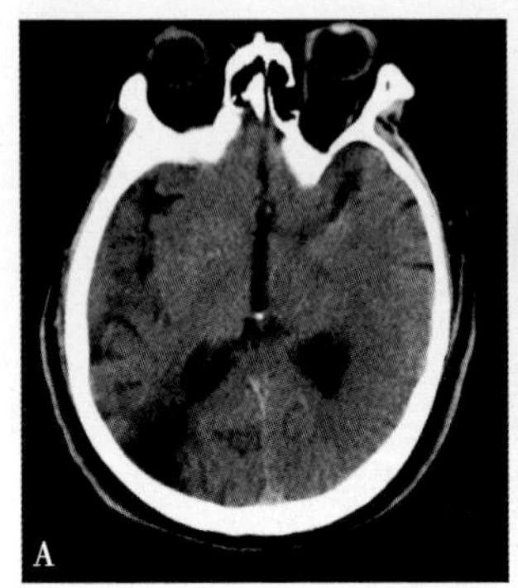
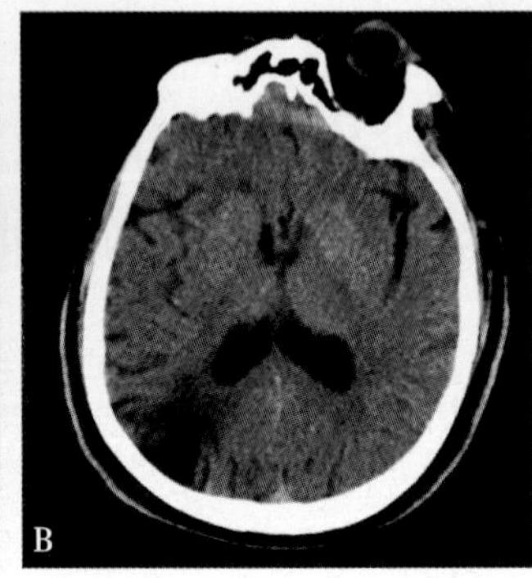
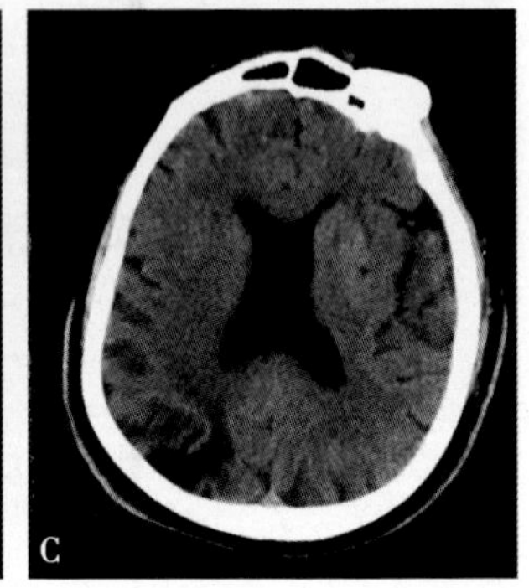

图 8–1　头颅 CT 平扫

A~C. 头颅 CT 平扫提示右侧颞枕叶陈旧性脑梗死病灶，未见颅内出血，ASPECTS 评分 10 分。

诊断思路：①患者老年男性，急性起病，表现为“突发左侧肢体乏力 50 分钟”；②既往有高血压、脑梗死、脑动脉狭窄病史，有吸烟史；③查体：言语不清，左侧中枢性面舌瘫，左侧上下肢肌力 2 级，左侧巴氏征阳性；④头颅 CT 排除脑出血，提示陈旧性脑梗死。初步诊断：急性脑梗死（右侧颈内动脉系统，TOAST 分型为大动脉硬化型）；高血压病 1 级（极高危）；陈旧性脑梗死。患者 NIHSS 评分 9 分。

治疗方案：患者发病时间小于 4.5 小时，有静脉溶栓治疗适应证，同时排除溶栓禁忌证（患者虽有脑梗死病史，但已间隔 3 个月以上）。与患者及家属沟通溶栓治疗获益及风险后，患者及家属签署溶栓治疗同意书。约 9：03（即发病 83 分钟后，DNT 33 分钟）予以阿替普酶（0.9mg/kg）静脉溶栓治疗。按患者体重 65kg 计算，阿替普酶总量为 58.5mg，其中 5.8mg 静脉注射，剩余剂量于 1 小时内静脉滴注完毕。

脑血管病情评估：为进一步评估患者脑血管病情，在患者溶栓治疗过程中，立即着手行头颅 CTA+CTP 检查，提示右侧颈内动脉颅内段多发混合斑块，管腔重度狭窄，局部闭塞，右侧大脑中动脉 M1 段远端闭塞，CTP 提示右侧大脑半球处于缺血状态（图 8–2）。根据灌注结果，患者有进一步血管内治疗指征，但在谈话沟通过程中患者症状明显缓解，肢体肌力由 2 级恢复至 5 级，NIHSS 评分仅为 3 分。考虑溶栓有效，血管再通的可能，故未对患者进行进一步全脑血管造影术及血管内治疗。

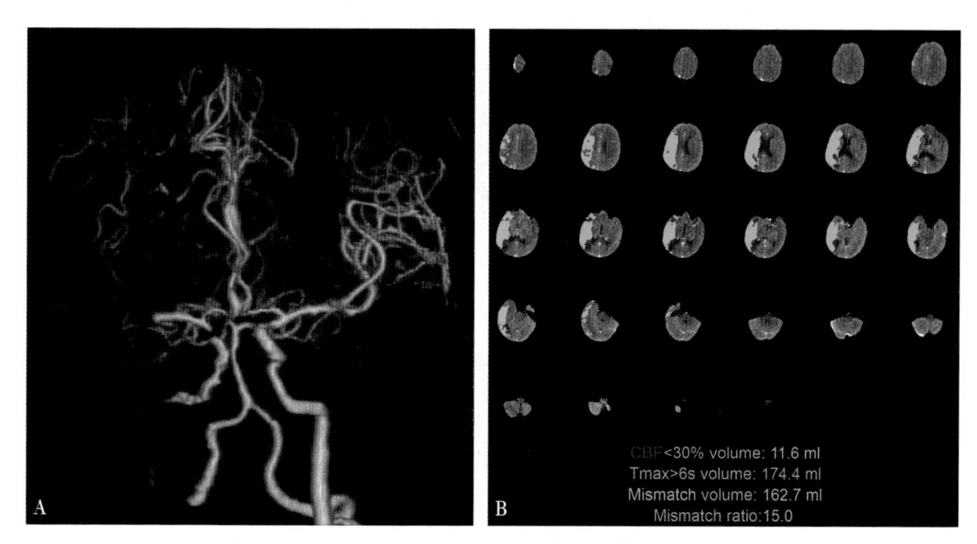

图 8-2　头颅 CTA+CTP 扫描

A~B. CTA 扫描提示右侧颈内动脉颅内段多发混合斑块，管腔重度狭窄，右侧大脑中动脉 M1 段远端闭塞。B. CTP 扫描，经过 F-STROKE 软件计算后 CBF<30% 区域为 11.6mL，Tmax>6s 区域为 174.4mL，具有缺血半暗带。

溶栓 24 小时后患者无新发症状体征，NIHSS 评分仍为 3 分，复查头颅 CT 提示右侧基底节区新发脑梗死病灶，未见颅内出血。溶栓 48 小时后行头颅 MRI 检查，提示右侧基底节区急性脑梗死，右侧大脑中动脉再通（图 8-3）。溶栓 24 小时后给予患者抗血小板药物治疗，进入后续治疗阶段。后续卒中危险因素评估排除了心源性、肿瘤性和血管炎等因素。治疗一周后患者出院，恢复良好，NIHSS 评分 3 分。

三、处理要点及经验分析

1. 溶栓流程的优化

该患者从进院至溶栓治疗时间（Door-to-needleTime，DNT）仅为 33 分钟（图 8-4），远低于《中国急性缺血性脑卒中诊治指南 2018》推荐的 60 分钟[1]。这得益于溶栓流程的持续优化：①卒中绿色通道显著缩减就诊时间，患

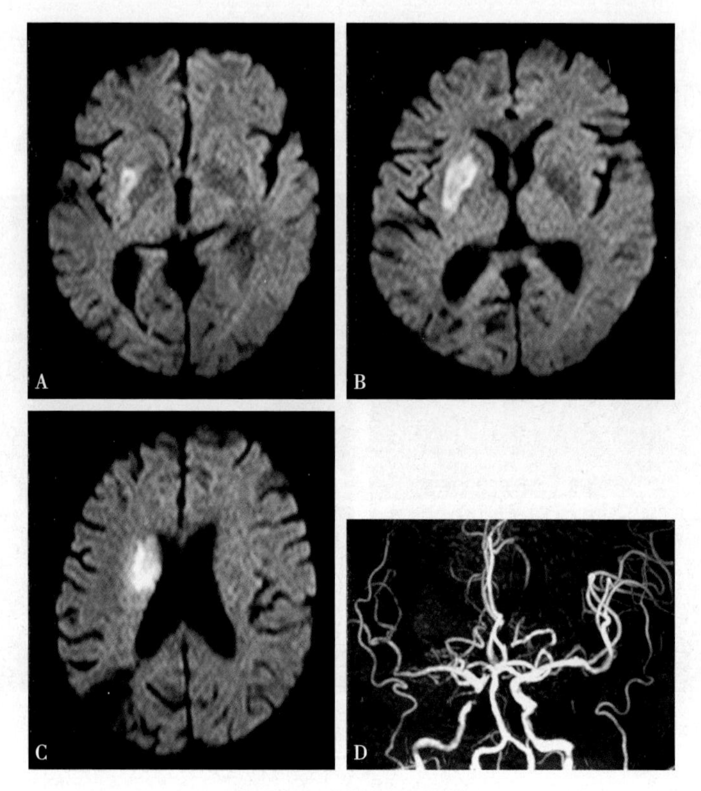

图 8-3　头颅 MRI 图像

A~C. MRI-DWI 序列提示右侧基底节区急性脑梗死；D. MRA 提示右侧大脑中动脉显影，考虑再通。

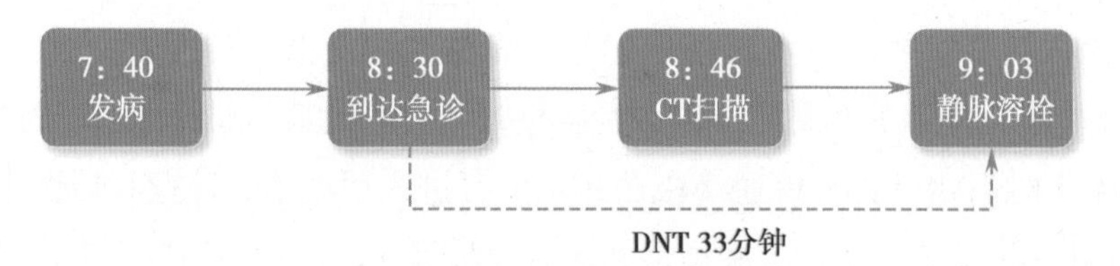

图 8-4　患者诊疗流程时间节点图

者到达急诊后，分诊护士根据患者发病表现及发病时间，迅速将患者分诊至卒中绿色通道，优先就诊、优先检查、先诊疗后付费、迅速开放静脉通路等措施均有助于缩短 DNT。②《2018 美国心脏协会 / 美国卒中协会（American Heart Association/American Stroke Association，AHA/ASA）缺血性脑卒中早期管理指南》指出：静脉溶栓疗效具有时间依赖性，附加的多模式神经影像不应延误溶栓治疗[2]。该患者完善头颅 CT 检查排除脑出血，遂立即与患者及家属沟通后开始溶栓治疗。随后的头颅CTA+CTP扫描选择在患者开始静脉溶栓治疗后开展，缩短了DNT约15分钟。③在血液化验结果回报前，即开始静脉溶栓治疗。由于人群中出现血小板异常和凝血功能异常的概率低，指南推荐在尚未取得化验结果时，征得患者同意后，即可开始静脉溶栓治疗。

2. 大动脉粥样硬化型脑梗死诊疗分析

（1）脑梗死分型

根据TOAST分型和中国缺血性卒中分型（Chinese ischemic stroke subclassification，CISS）[3]，该患者卒中分型考虑为大动脉粥样硬化型，依据包括：①CTA证实有右侧颈内动脉重度狭窄及右侧大脑中动脉闭塞，此次发病表现符合右侧颈内动脉系统脑梗死；②发病24小时后CT复查排除狭窄和闭塞动脉支配区域以外的急性梗死灶；③具有高血压、吸烟和卒中病史等血管危险因素；④后续的血管危险因素评估排除了心源性、肿瘤性和血管炎等方面的证据。

（2）脑梗死发病机制分析

从发病机制分析，考虑该患者为低灌注/栓子清除障碍+动脉粥样硬化穿支闭塞，依据如下：①CTA证实有右侧颈内动脉重度狭窄及右侧大脑中动脉闭塞；②CTP证实有右侧大脑中动脉供血区低灌注，缺血区域达174.4mL；③溶栓过程中迅速好转，24小时后复查头颅MRI提示右侧基底节区急性梗死灶，符合大脑中动脉的穿支闭塞，MRA显示血管再通。

（3）溶栓治疗

该患者符合溶栓治疗适应证，无溶栓治疗禁忌证，与患者及家属沟通后，遂给予阿替普酶静脉溶栓治疗。溶栓治疗后，患者左侧肢体乏力明显缓解，仅遗留左侧中枢性面舌瘫，考虑血管再通。溶栓24小时后复查头颅CT未见颅内出血，溶栓治疗效果良好。

（4）对血管内介入治疗的思考

虽然该患者CTA检查提示右侧大脑中动脉闭塞，右侧颈内动脉重度狭窄，但在急性期并未进一步行血管内介入治疗，当时主要考虑到患者溶栓后迅速缓解，虽然CTP提示大面积缺血，但根据症状判断，血栓溶解、大脑中动脉再通可能性很大，故未再做进一步处理。溶栓后迅速好转的患者有进一步加重的可能，是否需要继续进行血管内治疗存在争议，此时若不继续进行血管内治疗，合并使用抗血小板药物可能是合理的，但应个体化判断，避免出血风险，并加强沟通[4]。

3. 住院期间的诊疗

溶栓治疗 24 小时后复查头颅 CT 未见颅内出血，遂予以抗血小板聚集、调脂稳定斑块治疗，同时予以改善侧支循环、清除氧自由基等治疗。对于合并动脉硬化的脑梗死患者在溶栓治疗后是否应早期给予抗血小板药物治疗存在争议，有研究显示替罗非班联合静脉溶栓药物治疗可以更好地改善患者的神经功能缺损症状[5]。国内一项研究评估低剂量替罗非班治疗静脉溶栓后 24h 内出现早期神经功能恶化的急性缺血性卒中溶栓患者的疗效和安全性[6]，结果表明，早期应用替罗非班与神经功能结局改善（mRS 评分≤2 分）显著相关，且不增加出血风险。目前指南给予的Ⅱa 级推荐[7]，该患者溶栓后一直病情平稳，未见症状波动，遂未予早期使用替罗非班。

为进一步评估血管危险因素，对该患者进行血糖、血脂、肿瘤指标、血同型半胱氨酸等检验，同时完善颈动脉椎动脉彩超、超声心动图、动态心电图、24 小时动态血压监测、下肢静脉彩超等检查项目。上述检验、检查发现：患者血同型半胱氨酸偏高（23μmol/L）；颈动脉彩超提示双侧颈动脉斑块形成伴右侧颈内动脉重度狭窄（>70%）；动态血压监测提示全天平均血压偏高，高血压 1 级。针对高同型半胱氨酸血症，给予叶酸、甲钴胺和维生素 B6 治疗；针对颈动脉斑块及狭窄，继续予以他汀、抗血小板药物治疗；针对高血压，考虑患者处于脑梗死急性期，且合并颈动脉、大脑中动脉重度狭窄，并未急于降压治疗，监测血压水平 135~148/86~97mmHg。

4. 出院后二级预防措施

针对该患者病情，制定以下二级预防措施：①坚持服用抗血小板、调脂稳定斑块等药物；②监测血压；③继续服用叶酸、甲钴胺和维生素 B6，定期复查血同型半胱氨酸；④调整生活方式：低盐低脂饮食、适量运动、戒烟。

患者右侧颈内动脉、右侧大脑中动脉重度狭窄，右侧颈内动脉系统已有 2 次缺血性卒中发作，再发卒中风险依然较高。除坚持服用抗血小板、调脂稳定斑块等药物外，建议患者 2 周后复查头颈部 CTA+CTP 等评估血管病情，必要时行全脑血管造影术，以指导有无进一步血管内治疗指征。

（叶　青）

参考文献

[1] 中华医学会神经病学分会，中华医学会神经病学分会脑血管病学组．中国急性缺血性脑卒中诊治指南 2018［J］．中华神经科杂志，2018，51（9）：666–682.

[2] FURIE K L，JAYARAMAN MV．2018 Guidelines for the Early Management of Patients With Acute Ischemic Stroke［J］．Stroke，2018：STROKEAHA.118.020176.

[3] GAO S，WANG Y J，XU A D，et al. Chinese Ischemic Stroke Subclassification［J］．Frontiers in Neurology，2011，2：6.

[4] 中华医学会神经病学分会，中华医学会神经病学分会脑血管病学组，中华医学会神经病学分会神经血管介入协作组．中国急性缺血性卒中早期血管内介入诊疗指南 2022［J］．中华神经科杂志，2022，55（6）：565–580.

[5] STEFAN S，ULRICH J，VERICA J，et al. Systemic thrombolysis with recombinant tissue plasminogen activator and tirofiban in acute middle cerebral artery occlusion［J］．Stroke，2004，35（3）：705–9.

[6] CHUANJIE WU，CHENGHE SUN，LIJUN WANG，et al. Low–Dose Tirofiban Treatment Improves Neurological Deterioration Outcome After Intravenous Thrombolysis［J］．Stroke，2019，50（12）：3481–3487.

[7] 中国卒中学会，中国卒中学会神经介入分会，中华预防医学会卒中预防与控制专业委员会介入学组．替罗非班在动脉粥样硬化性脑血管病中的临床应用专家共识［J］．中国卒中杂志，2019，14（10）：1034–1044.

病例 2　伴有意识障碍的脑梗死患者静脉溶栓

一、病史介绍

患者，女性，66 岁，因“突发意识不清 1 小时”就诊。

患者 2020 年 11 月 27 日 08：00 静坐休息状态下突发意识不清，不能喊醒，疼痛刺激无反应，未见肢体活动，患者无恶心呕吐，无四肢抽搐。遂送至我院急诊就诊。

既往史、个人史与家族史：有心房颤动病史数年，间断服用达比加群；否认冠心病、高血压、糖尿病等病史；无吸烟饮酒史；否认家族遗传性疾病病史；否认家族中有类似疾病发病史。

查体：体温：36℃；脉搏：98 次 / 分；呼吸：17 次 / 分；血压：140/75mmHg。

内科查体：心率 110 次 / 分，心律绝对不齐，心音强弱不等，未闻及瓣膜杂音。神经系统查体：神志浅昏迷，双眼左侧凝视。双侧瞳孔等大等圆，直径 3mm，对光反射灵敏。右侧鼻唇沟浅，口角左偏，伸舌不配合。四肢肌力查体不配合，感觉及共济查体不配合，右侧病理征阳性。

二、诊疗经过

患者发病后 55 分钟至我院急诊，分诊诊断急性脑卒中，开启卒中绿色通道。患者 09：00 完成头颅 CT 平扫，未见颅内出血（图 8-5），ASPECTS 评分 10 分。心电图示心房颤动。迅速建立静脉通道，同时完善血常规、肝功能 + 肾功能 + 电解质、凝血功能、心肌酶等检验。

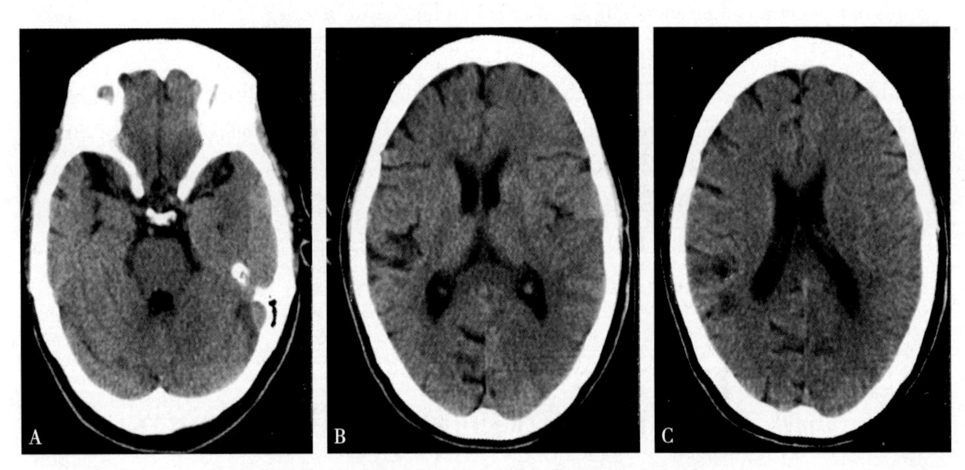

图 8-5 头颅 CT 平扫

A~C. 溶栓前头颅 CT 未见颅内出血，ASPECTS 评分 10 分。

诊断思路：①患者老年女性，急性起病，表现为“突发意识不清 1 小时”；②既往有心房颤动病史；③查体：神志浅昏迷，双眼左侧凝视。右侧鼻唇沟浅，口角左偏，伸舌不配合。四肢肌力查体不配合，感觉及共济查体不配合，右侧病理征阳性；④头颅 CT 排除出血。故诊断：①脑栓塞（左侧颈内动脉系统，TOAST 分型为心源性脑栓塞）；②心房颤动。患者 NIHSS 评分 37 分。

治疗经过：患者发病时间小于 4.5 小时，排除静脉溶栓禁忌证后，与患者家属沟通溶栓治疗的获益及风险，患者家属签署静脉溶栓治疗同意书。患者约 09：20（发病 80 分钟后，DNT 25 分钟）接受阿替普酶（0.9mg/kg）静脉溶栓治疗，按患者体重50kg计算，阿替普酶总剂量45mg，其中4.5mg静脉注射，剩余剂量1小时内静脉滴注完毕。

为评估患者颅内血管及病变情况，溶栓同时予急诊头颅CTA+灌注检查（09：40），结果显示：CTA未见明显大血管狭窄；CTP：左侧大脑半球缺血状态（图8-6）。静脉溶栓后（10：15）查体：嗜睡，混合型失语；双侧瞳孔等大等圆，直径3mm，对光反射灵敏。双侧额纹对称，右侧鼻唇沟浅，口角左偏，伸舌不合作。左侧肢体肌力正常，右侧肢体肌力2级，四肢肌张力、腱反射正常，右侧病理征阳性。患者NHISS评分19分。

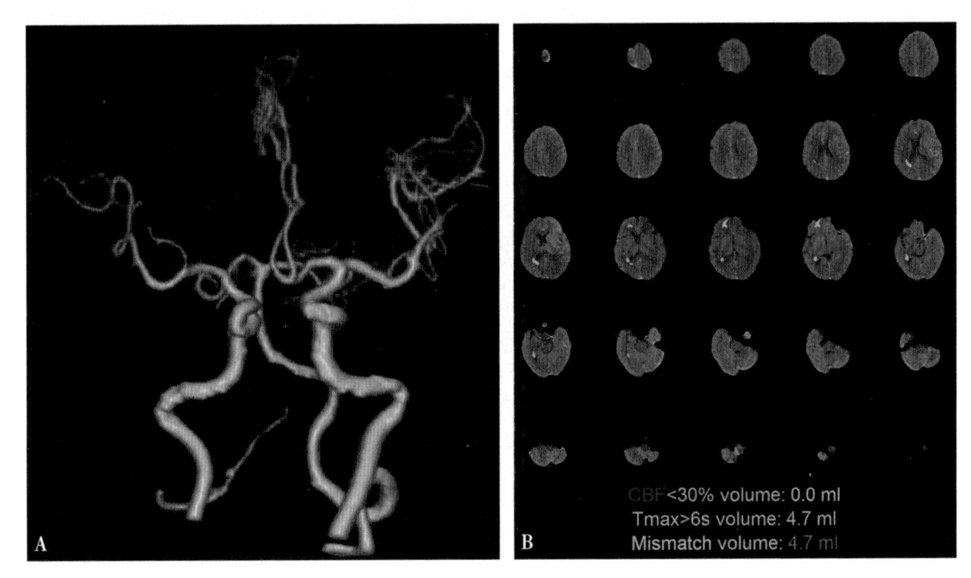

图8-6　患者急诊头颅CTA+CTP检查

A~B. 头颅CTA未见明显大血管狭窄；CTP显示无明显缺血区域。

患者溶栓24小时后无新发症状体征，NIHSS评分14分，复查头颅CT提示左侧大脑半球梗死，未见颅内出血。发病后48小时内头颅磁共振提示左侧放射冠多发急性期脑梗死，并有病灶内少许渗血（图8-7）。患者病情平稳，出院时NIHSS评分12分。

三、处理要点及经验分析

1. 溶栓治疗流程的优化

该患者发病55分钟至急诊，行头颅CT排除脑出血，诊断急性缺血性脑卒

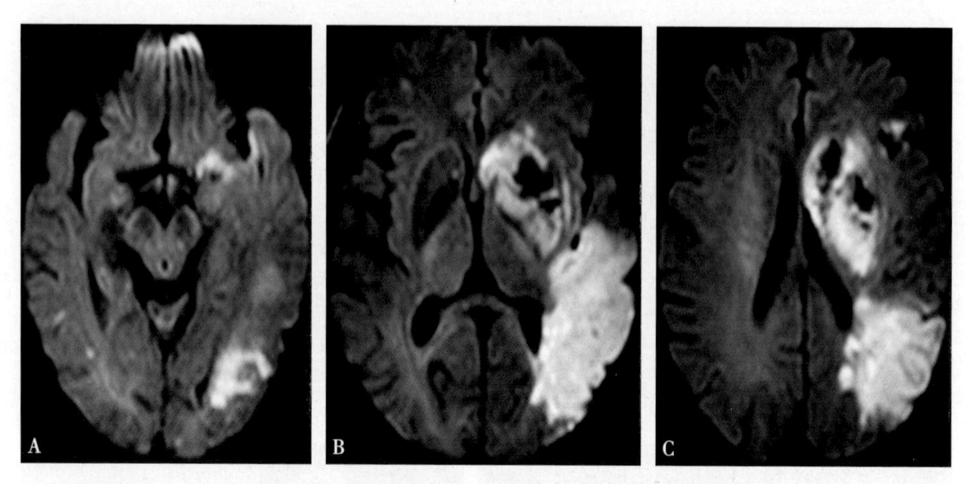

图 8-7　患者发病 48 小时内头颅磁共振扫描

A~C. 患者发病 48 小时内头颅磁共振扫描显示 DWI 序列可见左侧放射冠及颞枕交接区域多发急性期脑梗死，病灶内有少许渗血。

中，排除静脉溶栓禁忌与相对禁忌后给予阿替普酶溶栓治疗（DNT 25 分钟）。指南指出静脉溶栓是实现血管再通的重要方法（Ⅰ级推荐，A 级证据），应尽快进行，将 DNT 控制在 60 分钟内[1]。该患者 DNT 仅 25 分钟，主要得益于：①院前急救流程：患者发病后即被 120 送至最近有溶栓资质的医院急诊，全程耗时 55 分钟，将患者发病时间控制在溶栓时间窗内（图 8-8）；②高效的院内绿色通道：患者通过 120 与急诊分诊台预警后，医师护士等待患者，一到急诊后立即开启绿色通道，完善头颅 CT 排除出血后即开始溶栓治疗，DNT 25 分钟。

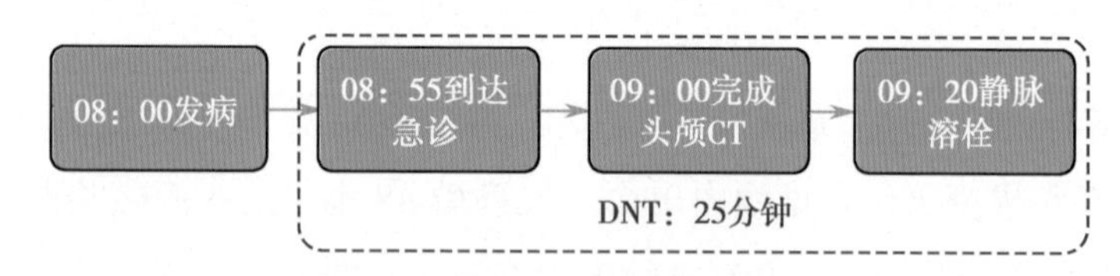

图 8-8　患者诊疗流程时间节点

2. 严重缺血性脑卒中患者的溶栓治疗

急性缺血性卒中患者使用阿替普酶静脉溶栓是改善预后最有效的方法。严重缺血性脑卒中被定义为 NIHSS>25 分的脑卒中。《中国急性缺血性脑卒中诊治指南 2018》指出发病 3~4.5 小时患者，NIHSS>25 分是相对禁忌证[1]。2016

年美国心脏协会（AHA）、美国卒中协会（ASA）发表声明：对于严重卒中患者（NHISS>25分），应当在症状开始3小时内启动静脉溶栓治疗，尽管会增加出血转化风险，但是临床证据表明其获益大于风险（Ⅰ级推荐，A级证据）[2]。该患者发病1小时内至急诊，NIHSS 37分，属于严重卒中，但其发病在3小时内，且无禁忌证及相对禁忌证，遂予阿替普酶静脉溶栓治疗，溶栓过程中查头颅CTA未见明显狭窄，考虑闭塞的血管再通，且溶栓后症状逐渐好转，NIHSS评分19分。出院时NHISS评分12分。

起初FDA的相关声明中对于NIHSS>22分患者使用阿替普酶静脉溶栓治疗的观点是谨慎的，AHA/ASA也将NIHSS>25分作为3~4.5小时溶栓的排除标准之一。严重卒中患者本身出血转化风险很高，卒中的严重程度本身就是出血的独立预测指标之一。很多严重卒中患者使用阿替普酶静脉溶栓后同样可以观察到一个明显且独立的治疗效果，因此不能将出血风险高作为严重卒中患者不使用溶栓治疗的理论依据[3]。IST-3试验结果发现，随着卒中严重程度增加，溶栓6个月后良好结局事件的OR值逐步提升[4]。徐运教授团队研究发现，意识障碍的缺血性卒中患者发病4.5小时内接受静脉溶栓治疗，并不会增加症状性出血发生率和死亡率，患者同样可以从溶栓治疗中获益[5]，这为严重卒中患者进行静脉溶栓治疗提供了一个积极的证据。

3. 溶栓后续治疗

（1）住院期间的诊疗

患者溶栓后24小时内复查头颅CT未见出血，暂予阿司匹林抗血小板治疗。发病7天后启动房颤抗凝治疗，予利伐沙班15mg Qd。监测并控制血糖血压。

（2）出院后二级预防措施

针对该患者病情，制定以下二级预防措施：①坚持抗凝、调脂稳定斑块等药物；②监测血压、血糖；③心内科就诊，可考虑射频消融、左心耳封堵术等治疗心房颤动。

（张 曦）

参考文献

[1] 中华医学会神经病学分会，中华医学会神经病学分会脑血管病学组. 中国急性缺血性脑卒中诊治指南2018［J］. 中华神经科杂志，2018，51（9）：666-682.

[2] DEMAERSCHALK B，KLEINDORFER D，ADEOYE O，et al. Scientific Rationale for the Inclusion and Exclusion Criteria for Intravenous Alteplase in Acute Ischemic Stroke：A Statement for Healthcare Professionals From the American Heart Association/American Stroke Association [J] . Stroke，2016，47：581-641.
[3] IST-3 collaborative group. Effect of thrombolysis with alteplase within 6 h of acute ischaemic stroke on long-term outcomes (the third International Stroke Trial [IST-3])：18-month follow-up of a randomised controlled trial [J] . Lancet Neurol，2013，12：768-76.
[4] KELLY A，HOLLOWAY R. Guideline：The AHA/ASA made 217 recommendations for early management of acute ischemic stroke in adults [J] . Ann Intern Med，2018，168：JC63.
[5] Chen C，Ye M，Chen BL，et al. Thrombolysis on ischemic stroke patients with decreased level of consciousness within 4.5 h [J] . CNS Neurosci Ther. 2013，19：48-52.

病例 3　心源性卒中静脉溶栓

一、病史介绍

患者，女性，80 岁，因“突发左侧肢体乏力 1 小时”就诊。

患者 2020 年 3 月 30 日 06：15 静坐休息状态下突然左侧肢体乏力，左侧上下肢完全无法运动，右侧肢体活动正常。患者意识淡漠，可被家人大声唤醒；患者言语不清、口角歪斜，有头痛呕吐，呕吐数次，为胃内容物，无四肢抽搐，无肢体麻木。120 送至我院急诊就诊。

既往史、个人史与家族史：有心房颤动病史数年，未服用抗凝药物；有高血压病史 5 年余，血压最高 190/110mmHg，服用博苏、厄贝沙坦控制，未监测血压；有 2 型糖尿病病史 10 年余，口服拜糖平（阿卡波糖片）治疗，未监测血糖。否认冠心病、脑梗死等病史；无吸烟饮酒史；否认家族遗传性疾病病史；否认家族中有类似疾病发病史。

查体：体温：36℃；脉搏：98 次 / 分；呼吸：17 次 / 分；血压：140/75mmHg。内科查体：心率 110 次 / 分，心律绝对不齐，心音强弱不等，未闻及瓣膜杂音。神经系统查体：神志嗜睡，言语不清，双眼右侧凝视。双侧额纹对称，左侧鼻唇沟变浅，伸舌右偏，左侧上肢肌力 0 级，左侧下肢肌力 1 级，右侧肢体肌力 5 级，四肢肌张力正常，腱反射对称，感觉及共济查体不配合，左侧病理征阳性，右侧病理征阴性。

二、诊疗经过

患者发病后55分钟至我院急诊，分诊诊断急性脑卒中，开启卒中绿色通道。患者07∶18完成头颅CT平扫检查，未见颅内出血，ASPECTS评分10分（图8-9）。心电图显示心房颤动。迅速建立静脉通道，同时完善血常规、肝功能+肾功能+电解质、凝血功能、心肌酶等检验。

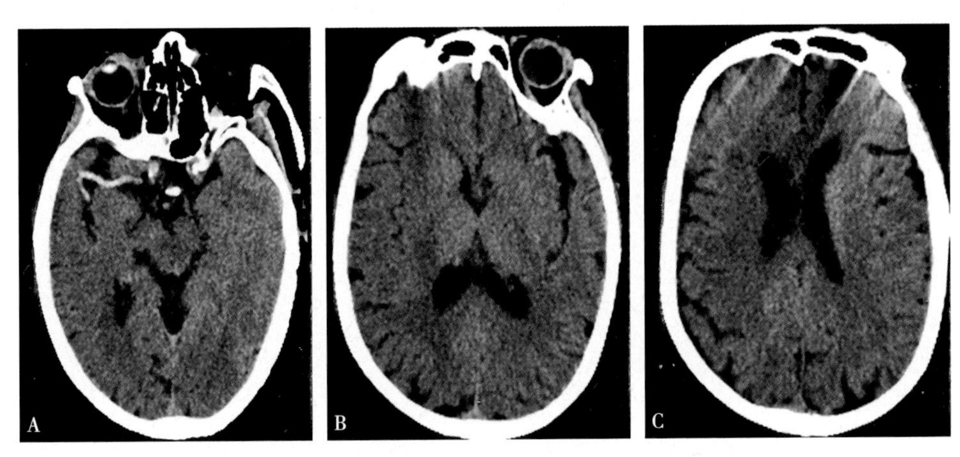

图8-9　头颅CT平扫

A~C. 头颅CT未见颅内出血，ASPECTS评分10分。

诊断思路：①患者老年女性，急性起病，表现为左侧肢体乏力。②既往有心房颤动、高血压病、2型糖尿病病史，均未规律监测。③查体：神志嗜睡，言语不清，双眼右侧凝视。左侧中枢性面舌瘫，左侧上肢肌力0级，左侧下肢肌力1级，左侧病理征阳性。④头颅CT排除出血，头颅CTA+灌注提示右侧大脑半球缺血，右侧大脑中动脉M1段闭塞。故诊断：①脑栓塞（右侧颈内动脉系统，TOAST分型为心源性脑栓塞）；② 心房颤动；③ 2型糖尿病；④高血压病3级（极高危）。患者NIHSS评分15分。

治疗经过：患者发病时间小于4.5小时，排除静脉溶栓禁忌证后，与患者家属沟通溶栓治疗的获益及风险，患者家属签署静脉溶栓治疗同意书。患者约于07∶25（发病80分钟后，DNT 15分钟）接受阿替普酶（0.9mg/kg）静脉溶栓治疗。按患者体重50kg计算，阿替普酶总剂量45.0mg，其中4.5mg静脉注射，剩余剂量 1 小时内静脉滴注完毕。

为评估患者颅内血管及病变情况，溶栓同时给予急诊头颅 CTA+CTP 检查，结果显示：CTA：右侧大脑中动脉 M1 段闭塞；CTP：右侧大脑半球缺血状态（图 8–10）。静脉溶栓后（8：10）查体：神志嗜睡，言语不清较前稍好转，双眼部分右侧凝视。左侧中枢性面舌瘫，左侧上肢肌力 2 级，左侧下肢肌力 2 级，左侧病理征阳性。患者 NIHSS 评分 15 分，mRS 评分 4 分，ASPECT CT 评分 10 分。此时患者发病 1 小时 55 分，有血管内治疗指征，与家属沟通后，签署急诊血管内治疗同意书，予局麻下行全脑血管造影术备右侧大脑中动脉取栓治疗（穿刺完成时间：08：25，DPT：75 分钟）。

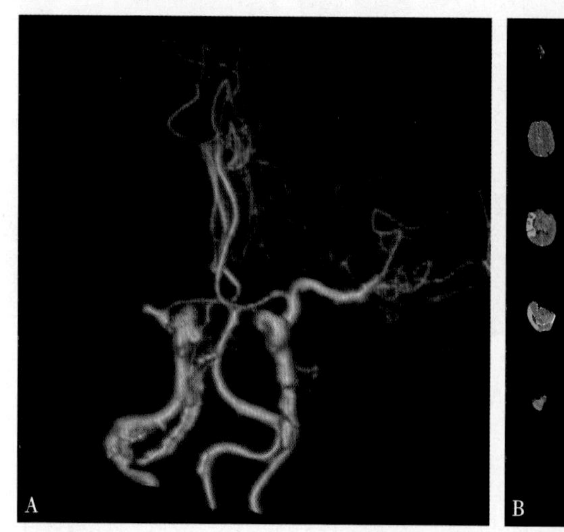

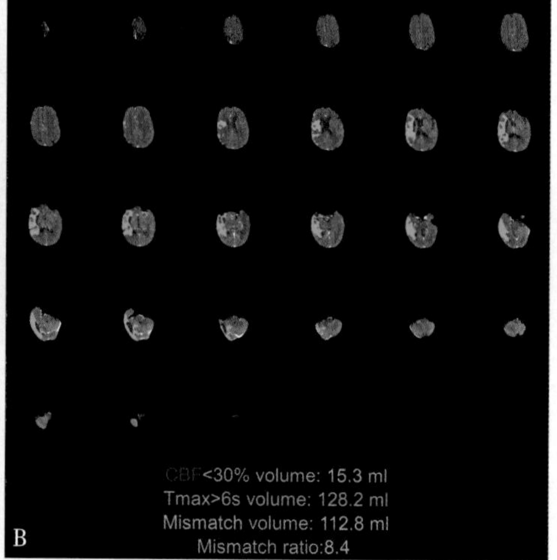

图 8–10　头颅 CTA+CTP 检查

A. CTA 显示右侧大脑中动脉 M1 段闭塞；B. F–STROKE 计算 CTP 数据 CBF<30% 区域为 15.3mL，Tmax>6s 区域 128.2mL，半暗带区域 112.8ml，右侧大脑半球处于明显缺血状态。

造影结果显示：右侧大脑中动脉 M1 段闭塞，未见明显代偿；余血管未见异常。与患者家属沟通，拟行取栓术。采用 Solitaire 4–20mm 支架，抽出一长约 10mm 暗红色血栓，持续抽吸 Navien 管未见血栓抽出，复查造影显示右侧大脑中动脉 M1 段显影良好，上干远端闭塞；以同样方法于右侧大脑中动脉上干取栓 1 次，取出一长约 4mm 暗红色血栓，复查造影显示血管通畅，血流良好，mTICI 分级 3 级，血管首次再通时间 09：08，即刻 DynaCT 未见出血及渗出，结束手术（图 8–11）。术后（09：10）查体：神志清楚，言语欠清，双眼部分

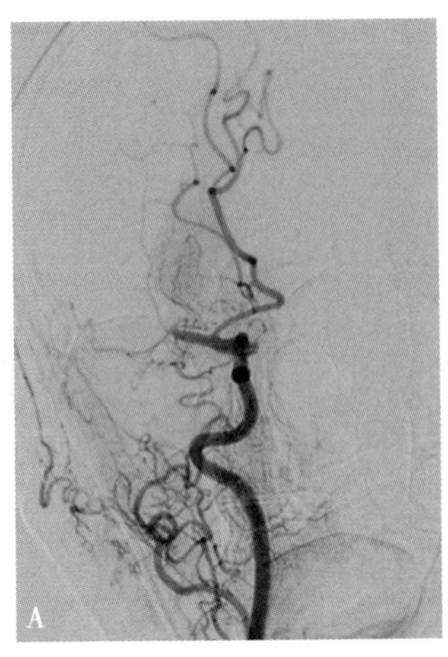

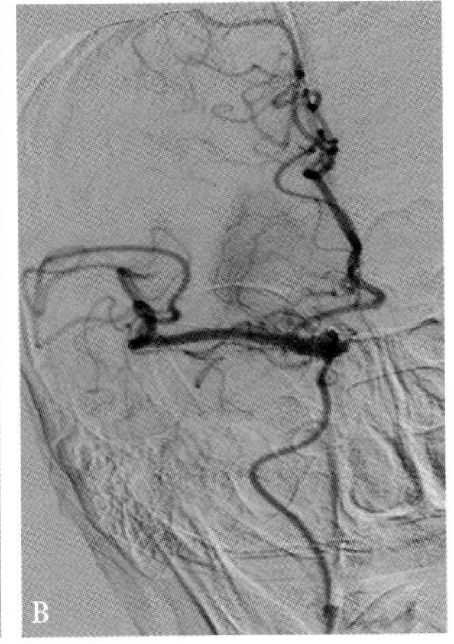

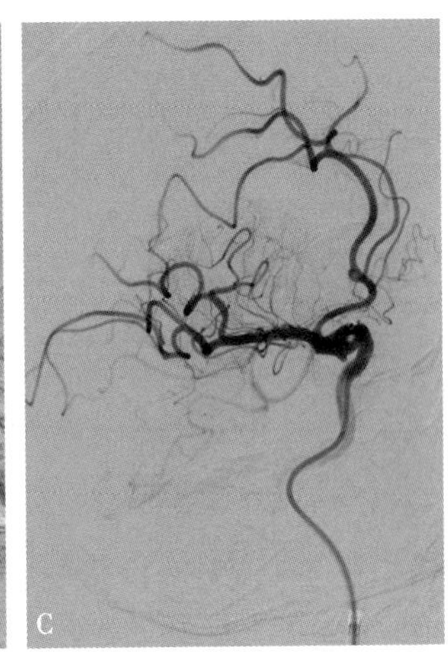

图 8–11 患者桥接取栓 DSA 图

A. DSA 显示右侧大脑中动脉 M1 段闭塞；B. 采用 Solitaire 4–20mm 支架右侧大脑中动脉取栓后复查造影，显示右侧 M1 段显影良好，上干远端闭塞；C. 在右侧大脑中动脉上干再取栓 1 次，复查造影显示血管通畅，mTICI 分级 3 级。

右侧凝视。左侧中枢性面舌瘫，左侧上肢肌力 2 级，左侧下肢肌力 3 级，左侧病理征阳性。术后 NHISS 评分 10 分。

患者术后 4 小时复查头颅 CT，右侧额颞叶、放射冠、基底节区新发小梗死灶，未见出血（图 8–12），予小剂量替罗非班（4ml/h）静脉泵入抗血小板治疗。溶栓 24 小时后患者无新发症状体征，NIHSS 评分 7 分，复查头颅 CT 仍排

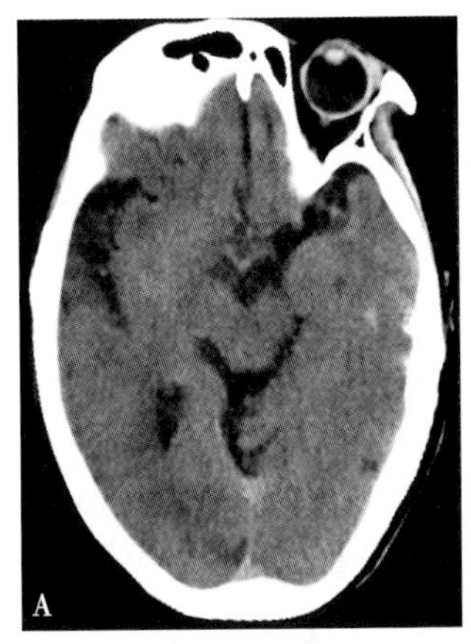

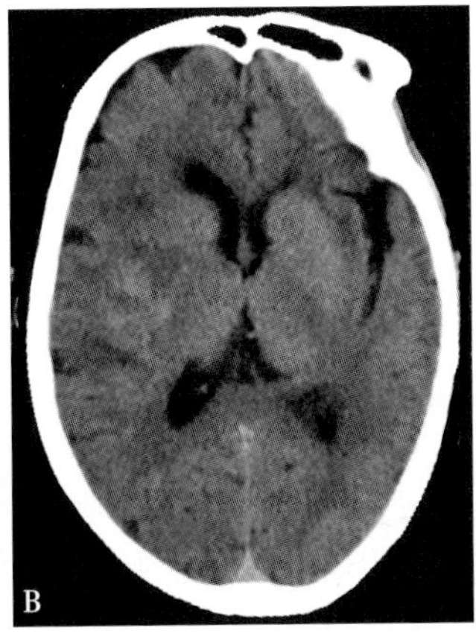

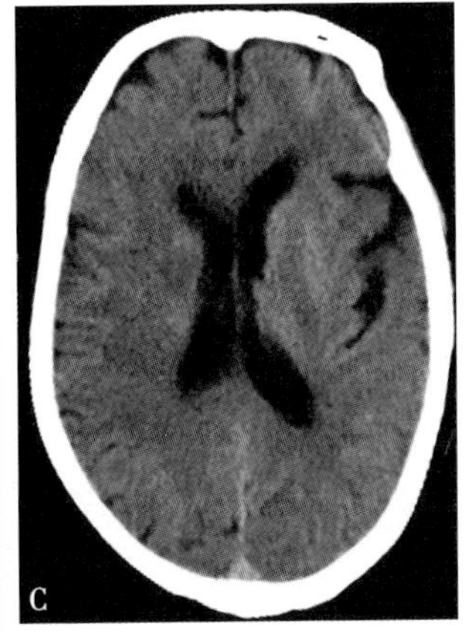

图 8–12 术后 4 小时复查头颅 CT 平扫

A~C. CT 提示右侧额颞叶、放射冠、基底节区新发小梗死灶，未见出血。

除出血和大面积梗死，停用替罗非班，予阿司匹林抗血小板，阿托伐他汀降脂稳斑，7 天后换用利伐沙班 15mg Qd 抗凝治疗。取栓 48 小时后行头颅 MRI 检查，提示右侧颞叶、基底节、放射冠、海马及双侧额顶叶多发急性期脑梗死（图 8-13）。恢复良好，出院时 NIHSS 评分 6 分。

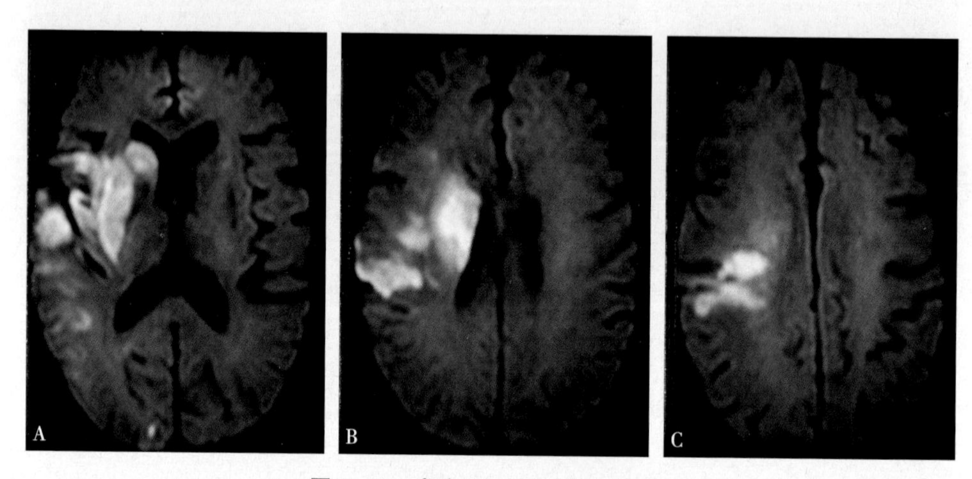

图 8-13　发病 48 小时头颅 MRI 图

A~C. DWI 序列显示右侧颞叶、基底节、放射冠、海马及双侧额顶叶多发急性期脑梗死。

三、处理要点及经验分析

1. 溶栓后取栓的流程优化

该患者发病 1 小时内至急诊，立即行头颅 CT 排除脑出血，考虑急性缺血性脑卒中，排除禁忌与相对禁忌后予阿替普酶静脉溶栓治疗，DNT15 分钟。根据《中国急性缺血性脑卒中诊治指南 2018》推荐，静脉溶栓是实现血管再通的重要方法（Ⅰ级推荐，A 级证据），应尽快进行，DNT 控制在 60 分钟内[1]。该患者 DNT 仅 15 分钟，主要得益于：①分诊前移：挂号处分诊台有经验丰富的分诊医生及护士，一旦怀疑时间窗内的脑血管意外，立刻开启卒中绿色通道，入抢救室进一步诊治；②高效的影像及实验室检验配合，我院要求患者入抢救

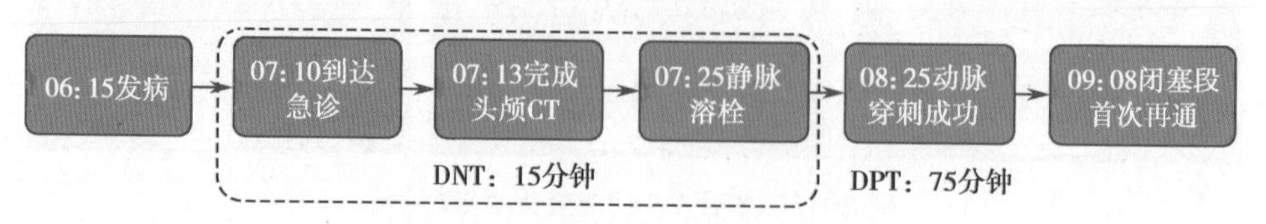

图 8-14　患者诊疗流程时间节点图

室后5分钟内完成静脉通道建立及血液抽检，8分钟内完成头颅CT排除出血，既往无凝血功能障碍的患者即刻开始溶栓治疗，该患者未等待检验结果，AHA/ASA推荐在尚未取得化验结果时，征得患者同意后，即可开始静脉溶栓治疗；③快速的血管评估：患者溶栓开始后，迅速完善头颅CTA+灌注检查；④该患者CTA提示大血管闭塞，有取栓指征，遂给予动脉取栓治疗。

2. 心源性栓塞型卒中诊疗分析

（1）缺血性卒中分型

该患者既往心房颤动病史，未抗凝治疗，急性发病，迅速进展，根据TOAST分型为心源性脑栓塞（CES）[1]。诊断依据：①患者突然出现肢体乏力、中枢性面舌瘫，头颅CT排除出血；②心电图显示心房颤动；③头颅CTA显示右侧大脑中动脉M1段闭塞，CTP提示右侧大脑半球缺血。

（2）心源性栓塞型卒中发病机制

心源性栓塞型卒中常见的病因包括：心房颤动、心力衰竭、急性冠脉综合征、卵圆孔未闭、风湿性心脏病、感染性心内膜炎、人工心脏瓣膜、扩张型心肌病、心脏黏液瘤。房颤患者左心耳血栓形成，依附于梳状肌上，一旦脱落，血栓随血流到达靶器官引起栓塞。心衰患者血液高凝状态、室壁运动减弱及心律失常促进左心室内附壁血栓形成，血管脱落后引起脑缺血。急性心肌梗死后，前壁和心尖部节段性运动异常、室壁瘤、心律失常等各种原因导致左心室内附壁血栓脱落，引起脑缺血。卵圆孔未闭患者存在左向右分流，静脉血栓通过卵圆孔进入动脉，导致栓塞事件。此处不一一列举，具体可参考《心源性卒中诊断中国专家共识（2020）》[2]。该患者有房颤病史，入院心电图提示房颤，且从未接受抗凝治疗，从发病机制考虑：该患者左心耳内血栓脱落，随血流抵达右侧大脑中动脉，从而引起M1段栓塞。

3. 溶栓、取栓治疗

该患者发病1小时内抵达急诊，在溶栓时间窗内，排除禁忌后即予阿替普酶静脉溶栓治疗。根据《中国急性缺血性卒中早期血管内介入诊疗指南2022》[3]，发病1小时内接受溶栓治疗的患者更有可能获得栓塞血管完全再通、早期神经功能恢复，溶栓时间越早，3~6个月取得良好预后的概率越高。然而该患者静脉溶栓后症状无明显改善，可能与患者血栓性质及负荷量相关。遂予动脉取栓治疗。

因此有以下思考：该患者是否可以跳过溶栓，直接取栓。静脉溶栓的优势：①指南推荐，尤其该患者发病时间小于1小时，有静脉溶栓强适应证，且无禁忌证。②部分患者溶栓后无须取栓，接受桥接取栓治疗的患者中5%~10%首次造影时已经显示再通。③静脉溶栓可以提高取栓的再通率，帮助减少血栓负荷，减少取栓次数，对取栓后持续存在的远端栓子有再通作用。徐运教授团队研究表明，尽管房颤患者卒中后接受静脉溶栓治疗会增加24小时内出血率，但溶栓治疗与良好预后独立相关[4]。④溶栓桥接取栓患者90天后严重不良事件或死亡率明显低于直接取栓患者。直接取栓的优势：①直接取栓能够降低DPT，且直接取栓与桥接相比，血运重建率大致相同，但血运重建速度更快。②JAMA Neurology报道，静脉溶栓并没有减少取栓的次数，且未改善取栓后的灌注，没有增加功能完好患者的比例[5]。③PRAGUE-16研究显示，直接取栓与桥接取栓在功能改善、出血等并发症方面均无明显差异[6]。根据目前的《中国急性缺血性卒中早期血管内介入诊疗指南2022》推荐[3]，如患者同时满足静脉溶栓与动脉取栓的要求，推荐进行静脉溶栓然后动脉取栓的桥接治疗模式，不推荐越过静脉溶栓直接进行血管内处理（Ⅰ级推荐，A级证据），且不应等待观察静脉溶栓的具体疗效（Ⅰ级推荐，B级证据）。

4. 溶栓桥接取栓后的诊疗方案

（1）住院期间的诊疗

患者取栓后4小时复查头颅CT未见颅内出血，予替罗非班抗血小板聚集、阿托伐他汀调脂稳定斑块治疗，同时予以改善侧支循环、清除氧自由基等治疗。对于心源性栓塞患者桥接治疗后是否应该给予替罗非班治疗存在争议。韩国学者完成的一项前瞻性非随机对照临床注册研究，纳入了712例接受静脉溶栓或血管内再通治疗的急性缺血性脑卒中患者，其中再通治疗后24h启动抗栓治疗的患者为456例。研究证实，再通治疗后24h内早期应用抗血小板聚集药物并不增加再通治疗后出血及症状性颅内出血的风险[7]。《替罗非班在动脉粥样硬化性脑血管疾病中的临床应用专家共识》指出[8]，对于发病时间处于溶栓时间窗内的急性缺血性卒中患者，使用替罗非班作为静脉溶栓的辅助治疗是合理的（Ⅱa级推荐，C级证据）。本例患者桥接治疗后4小时，复查CT无明显水肿和造影剂渗出，给予小剂量替罗非班抗血小板治疗，于术后48小时停用替罗非班，改用阿司匹林抗血小板。发病7天后启动房颤抗凝治疗，予利伐沙班15mg Qd。患者既往2型糖尿病、高血压病3级（极高危），患者脑梗死急性期，根据指南推荐，血糖控制在7.7~10mmol/L，监测血糖。患者动脉取栓术后，防止高灌注导致的脑出血，予静脉泵入亚宁定，收缩压控制在110~130mmHg。

（2）出院后二级预防措施

针对该患者病情，制定以下二级预防措施：①坚持抗凝、调脂稳定斑块等药物；②监测血压、血糖；③心内科就诊，可考虑射频消融、左心耳封堵术等治疗心房颤动。

（张 曦）

参考文献

[1] 中华医学会神经病学分会，中华医学会神经病学分会脑血管病学组．中国急性缺血性脑卒中诊治指南2018［J］．中华神经科杂志，2018，51（9）：666-682.

[2] 中华医学会老年医学分会．心源性卒中诊断中国专家共识（2020）［J］．中华老年医学杂志，2020，39（12）：1369-1378.

[3] 中华医学会神经病学分会，中华医学会神经病学分会脑血管病学组，中华医学会神经病学分会神经血管介入协作组．中国急性缺血性卒中早期血管内介入诊疗指南2022［J］．中华神经科杂志，2022，55（6）：565-580.

[4] Zhao Q，Li X，Dong W，et al. Factors Associated with Thrombolysis Outcome in Ischemic Stroke Patients with Atrial Fibrillation［J］. Neurosci Bull. 2016，32：145-52.

[5] SUZUKI K，MATSUMARU Y，TAKEUCHI M，et al. Effect of Mechanical Thrombectomy Without vs With Intravenous Thrombolysis on Functional Outcome Among Patients With Acute Ischemic Stroke：The SKIP Randomized Clinical Trial［J］. JAMA，2021，325：244-253.

[6] WIDIMSKY P，KOZNAR B，PEISKER T，et al. Direct catheter-based thrombectomy in acute ischaemic stroke performed collaboratively by cardiologists，neurologists and radiologists：the single-centre pilot experience（PRAGUE-16 study）［J］. EuroIntervention，2014，10：869-75.

[7] HAN-GIL JEONG，BEOM JOON KIM，MI HWA YANG，et al. Stroke outcomes with use of antithrombotics within 24 hours after recanalization treatment［J］. Neurology，2016，87（10）：996-1002.

[8] 中国卒中学会，中国卒中学会神经介入分会，中华预防医学会卒中预防与控制专业委员会介入学组．替罗非班在动脉粥样硬化性脑血管病中的临床应用专家共识［J］．中国卒中杂志，2019，4（10）：1034-1044.

病例4 青年卒中静脉溶栓

一、病史介绍

患者，男性，32岁，因“左侧肢体无力伴言语不清半小时”就诊。

患者于2018年11月28日16：00左右突发左侧肢体活动不利，左上肢不能持物，左下肢抬举费力，伴有言语不利、口角歪斜，无意识障碍，无头晕头痛，无恶心呕吐，无肢体麻木。遂至我院急诊就诊。

既往史、个人史与家族史：平素健康情况良好。否认高血压、糖尿病史；否认结核、肝炎等传染病史；否认吸烟饮酒史；否认家族遗传性疾病史；否认家族中类似疾病发病史。

查体：体温：36.2℃；脉搏：58次/分；呼吸：14次/分；血压：156/108mmHg，内科查体未见异常。神经系统查体：神志清醒、言语不清，双侧额纹对称，左侧鼻唇沟浅，口角右偏，伸舌左偏，左侧上下肢肌力4级，右侧上下肢肌力正常，四肢肌张力、腱反射正常，左侧巴氏征阳性，右侧病理征阴性。双侧深浅感觉正常。

二、诊疗经过

患者于发病后30分钟（16：30）到我院急诊，分诊考虑急性脑卒中，立即进入卒中绿色通道诊疗。约16：45完成头颅CT平扫。同时完善心电图检查，开通静脉通道，送检血常规、肾功能+电解质、血糖、心肌酶、凝血功能等检验项目。入院时NIHSS评分4分，于17：00行静脉溶栓治疗，静脉溶栓过程中患者症状加重；NIHSS评分16分，与家属沟通病情后同意行急诊血管内治疗，送至DSA导管室行急诊血管内治疗。

诊断思路：①患者青年男性，急性起病，表现为“左侧肢体无力伴言语不清半小时”；②既往体健，否认高血压、糖尿病史，否认吸烟饮酒史；③术前查体：神志清醒、言语不清，左侧中枢性面舌瘫，左侧上下肢肌力4级，左侧巴氏征阳性；④头颅CT平扫未见颅内出血。

初步诊断：急性脑梗死（右侧颈内动脉系统，TOAST分型为不明原因型）；入院NIHSS评分4分，溶栓后NIHSS评分16分。

实施治疗：患者至我院急诊就诊时发病时间小于 4.5 小时，有静脉溶栓治疗适应证。同时初步排除溶栓禁忌证，与患者及家属沟通溶栓治疗获益及风险后，患者及家属签署溶栓治疗同意书。约 17：00（发病 60 分钟后，DNT 30 分钟）予以阿替普酶（0.9mg/kg）静脉溶栓治疗，按患者体重 70kg 计算，阿替普酶总量为 63mg，其中 6.3mg 静脉注射，剩余剂量于 1 小时内静脉滴注完毕。

静脉溶栓过程中症状较前加重，NIHSS 评分 16 分，考虑大血管病变可能性大，有急诊血管内治疗适应证，告知患者家属急诊血管内治疗获益及风险后，患者家属签署急诊血管内治疗手术同意书。送至 DSA 导管室，约 17：55 股动脉穿刺成功（DPT 85 分钟），术中造影（图 8–15）提示右侧颈内动脉自起

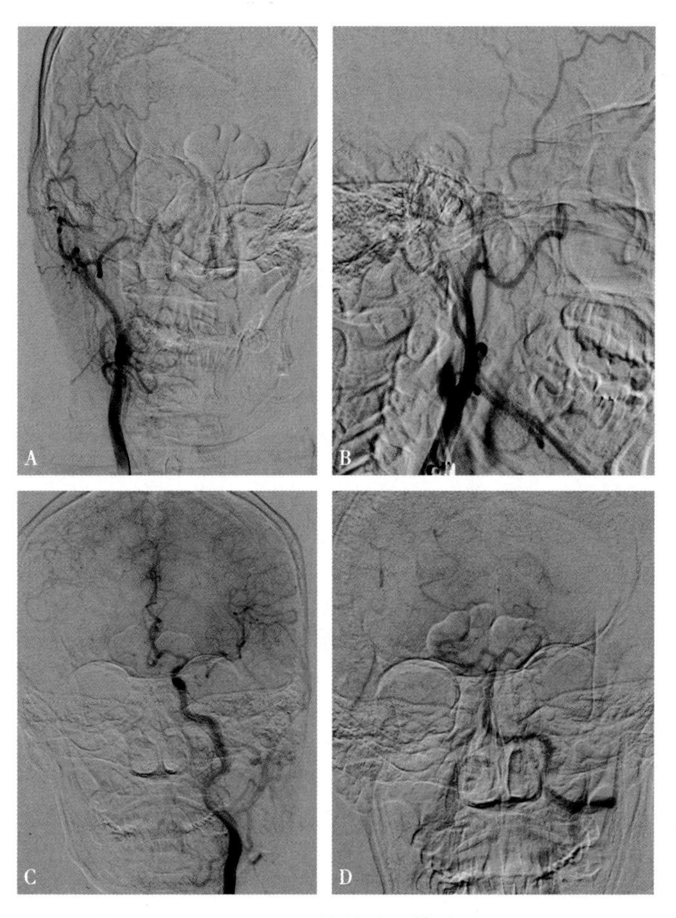

图 8–15　取栓前脑血管造影

A~B. 右侧颈内动脉正侧位显示起始部闭塞；C. 前交通动脉开放，双侧大脑前动脉通过左侧颈内动脉系统显影；D. 大脑后动脉通过皮层支向右侧半球形成侧支循环。ASTIN/SIR 评分 2 分。

始部闭塞，前交通动脉开放，双侧大脑前动脉通过左侧颈内动脉系统显影，大脑后动脉通过皮层支向右侧半球形成侧支循环。术中采用颅内动脉支架取栓术，并对颈动脉进行球囊扩张，术后血管开通，颈动脉残余夹层并狭窄，颅内 mTICI 分级 2a 级（图 8–16），首次血管再通时间 19：00（DRT 150 分钟）。患者术后即刻 DynaCT 见少许造影剂渗出（图 8–17）。

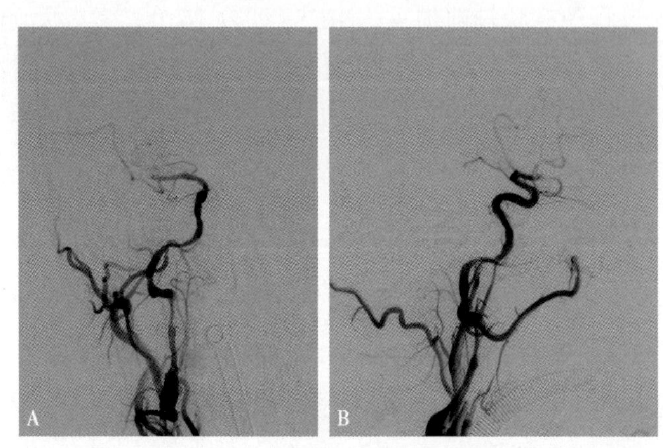

图 8–16　急诊血管内治疗术后造影

A~B. 正侧位造影示术后血管开通，颈动脉残余夹层并狭窄，颅内 mTICI 分级 2a 级。

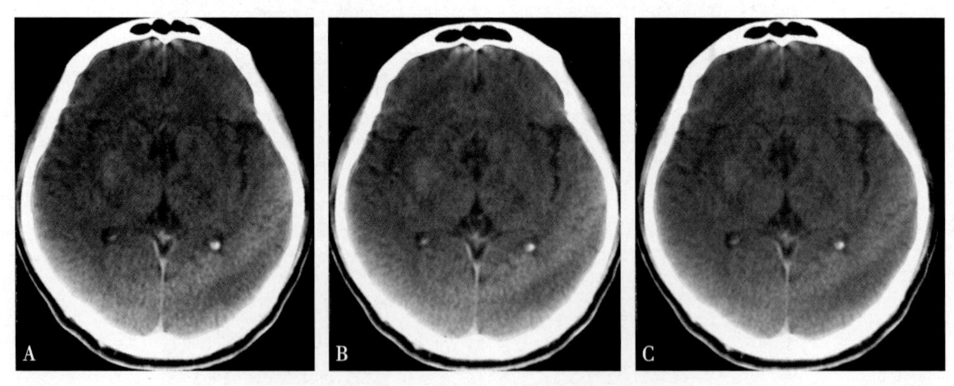

图 8–17　术后即刻 DynaCT 检查

A~C. DynaCT 检查示颅内未见出血，可见少许造影剂渗出。

急诊血管内治疗 24 小时后患者 NIHSS 评分为 4 分，术后 24 小时头颅 CT 提示右侧基底节区新发脑梗死病灶伴有稍高密度影（图 8–18）。术后 24 小时头颅 MRI 检查提示右侧基底节区急性脑梗死伴少量出血转化（图 8–19）。术后

48 小时内持续静脉泵入替罗非班，重叠双联抗血小板聚集药物治疗 4 小时后停用替罗非班，进入后续治疗阶段。后续的卒中危险因素评估排除了心源性、肿瘤性和血管炎等因素。治疗 9 天后患者出院，恢复良好。出院时 NIHSS 评分 3 分。

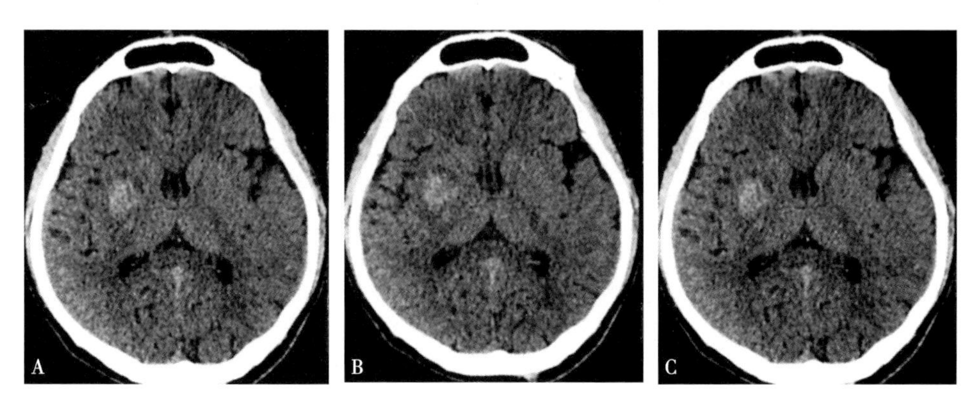

图 8–18 术后 24 小时头颅 CT 检查

A~C. 头颅 CT 显示右侧基底节区新发脑梗死病灶伴有稍高密度影。

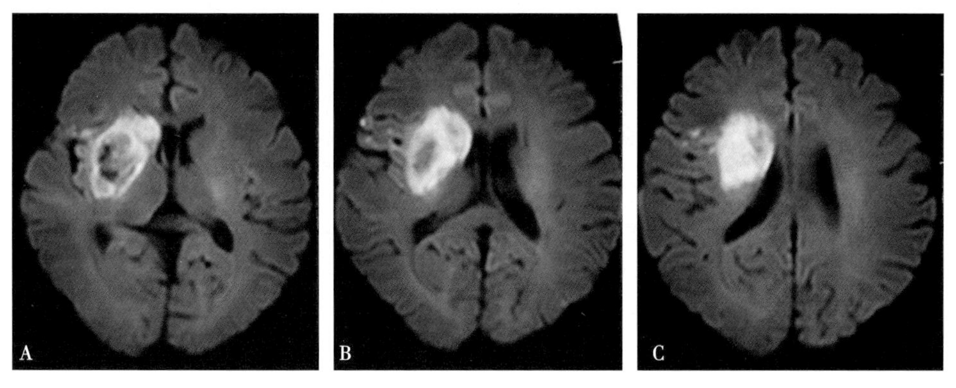

图 8–19 术后 24 小时头颅 MRI 检查

A~C. 术后 24 小时头颅 MRI 显示右侧基底节区急性脑梗死伴少量出血转化。

患者发病 1 月余后再次至我院复查血管造影备血管内治疗，入院 NIHSS 评分 2 分，mRS 评分 1 分。术前继续拜阿司匹林、氯吡格雷。患者造影提示右侧颈内动脉 C1 段仍然存在重度狭窄，局部可见夹层动脉瘤形成，行右侧颈内动脉支架置入术，术后管腔恢复通畅，夹层动脉瘤消失。出院时 NIHSS 评分 2 分，mRS 评分 1 分，半年后复查 DSA 提示夹层修复良好，无再狭窄及瘤样膨出（图 8–20）。

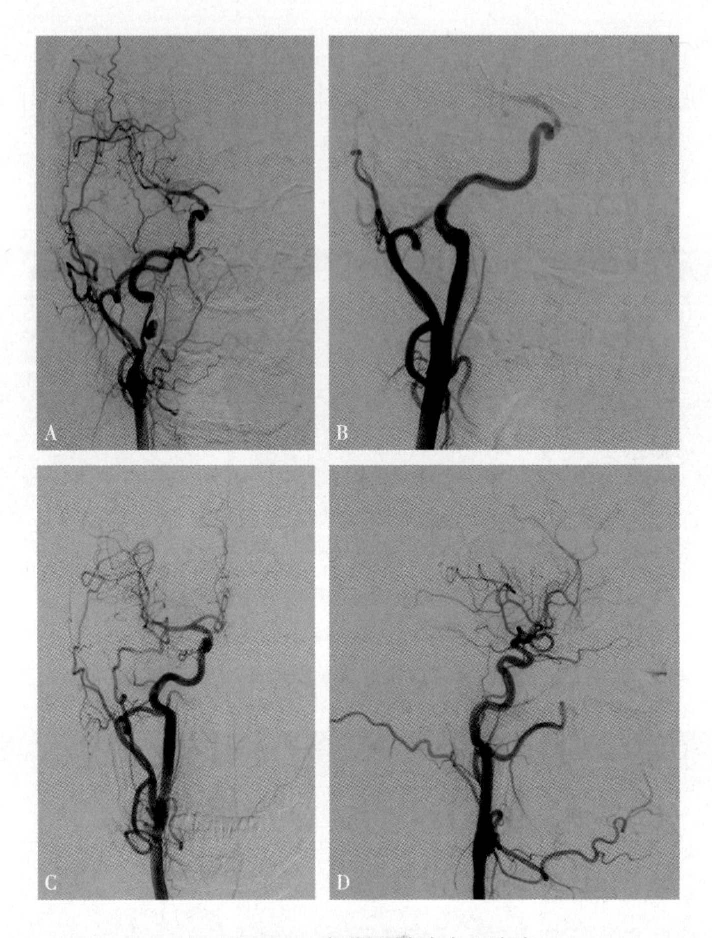

图 8-20　择期颈动脉介入治疗

A. DSA 提示右侧颈内动脉 C1 段仍然存在重度狭窄，局部可见夹层动脉瘤形成；B. 行右侧颈内动脉支架置入术，术后管腔恢复通畅，夹层动脉瘤消失；C~D. 半年后复查 DSA 提示夹层修复良好，无再狭窄及瘤样膨出。

三、处理要点及经验分析

1. 桥接流程的优化

该患者从入院至溶栓治疗时间（Door-to-needle time，DNT）为 30 分钟，从入院到股动脉穿刺成功时间（Door-to-puncture time，DPT）为 85 分钟，从入院到血运重建时间（Door-to-puncture time，DRT）为 150 分钟（图 8-21）。该患者就诊过程中的 DNT 低于指南推荐的 60 分钟，DPT 低于指南推荐的 90 分钟。这得益于卒中绿色通道流程的持续优化。

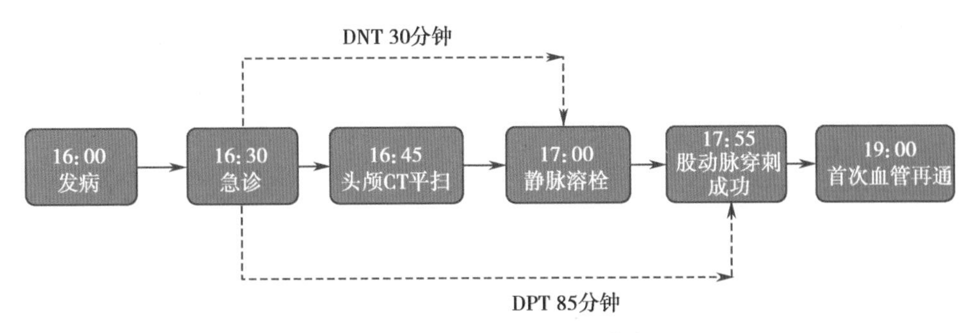

图 8-21　患者诊疗流程时间节点图

2. 关于青年卒中诊疗分析

（1）病因及危险因素

青年卒中是指在 18~45 岁发生的卒中，包括缺血性和出血性卒中，其中相比出血性卒中，缺血性卒中近些年更有明显上升趋势。

青年卒中的病因相较中老年卒中而言更为复杂，最常见的危险因素是血脂异常、吸烟及高血压。最常见的病因是心源性栓塞及头颈部动脉夹层。颈动脉和椎动脉的颅外动脉夹层是青年卒中血管因素相关病因中常见的血管异常，部分患者可具有明确的或可能的创伤，但也存在自发性血管夹层[1]。

该患者为青年患者，无脑血管病危险因素，发病前无颈部按摩及外伤史，至我院就诊时发病小于 4.5h，静脉溶栓过程中患者症状加重，NIHSS 评分 16 分，有行血管内治疗的指征及价值。术中造影可见右侧颈内动脉近端夹层合并右侧大脑中动脉 M1 段栓塞。综上所述，考虑该患者缺血性脑卒中病因为颈动脉夹层。

（2）关于青年卒中静脉溶栓治疗

在静脉溶栓方面，SITS-ISTR 研究显示 18~45 岁青年卒中较 45 岁以上人群更有效，且出血风险更小，这与青年卒中患者血管弹性好、合并疾病少、一般身体素质普遍较中老年卒中患者好相关[2]。溶栓治疗不会增加颈动脉夹层患者颅内出血风险，其安全性及预后与非溶栓治疗差异无统计学意义，故对符合溶栓治疗标准的颈动脉夹层患者，溶栓治疗是颈动脉夹层所致急性期脑卒中的合理治疗方案。该患者至当地医院就诊时，符合静脉溶栓指征，经过患者同意后及时行静脉溶栓治疗，静脉溶栓过程中症状逐渐加重，NIHSS 评分 16 分，静脉溶栓治疗效果不佳，考虑与血栓负荷量大或者栓子移动有关。

（3）关于青年卒中动脉取栓治疗

《中国急性缺血性卒中早期血管内介入诊疗指南 2022》指出，对于大于等于 18 岁的急性大血管闭塞性缺血性脑卒中患者，行血管内治疗获益明确。且青年卒中患者脑组织修复能力强、侧支代偿好，临床预后相对较好。特殊病因的青年卒中，如动脉夹层，小样本回顾性研究显示静脉溶栓及动脉取栓的安全性及有效性较动脉硬化性卒中无差异[3]。对于急性缺血性卒中青年患者应警惕血管夹层，对于超时间窗的急性缺血性卒中患者，进行灌注影像筛选，存在明显缺血不匹配时，行血管内治疗是获益的[4]。该患者在急诊血管内治疗时间窗内，溶栓过程中重症加重达 NIHSS 评分 16 分，且合并凝视，提示有大血管病变，没有进一步行 CTA 检查，而是直接行 DSA 造影评估，DSA 证实为右侧颈内动脉近端夹层合并右大脑中动脉 M1 段栓塞。患者存在前交通动脉，所以采取先远端再近端的方式，先行右侧大脑中动脉支架取栓术，再球扩观察近端夹层，术后 mTICI 2a 级。静脉泵入替罗非班的同时，观察半小时后复查造影血流能够维持，未立即给予支架置入。

3. 桥接治疗后的诊疗方案

（1）住院期间的诊疗

桥接治疗即刻复查头颅 CT 未见颅内出血，予以静脉替罗非班抗血小板治疗，同时予以调脂稳定斑块、改善侧支循环、清除氧自由基等治疗。术后复查 MR 可见急性脑梗死病灶，合并有少量脑梗死出血转化灶。替罗非班维持 48h 后复查头颅 CT 见出血转化灶无明显变化，口服拜阿司匹林、硫酸氢氯吡格雷与盐酸替罗非班注射重叠 4h，之后改为拜阿司匹林、硫酸氢氯吡格雷抗血小板聚集。2018 年 AHA/ASA 急性缺血性卒中早期管理指南指出：对有颅外颈动脉或椎动脉夹层的缺血性卒中或短暂性脑缺血发作患者，至少进行 3~6 个月的抗栓治疗（Ⅱa 类，B 级证据），指南未明确指出哪种抗栓治疗对预防卒中复发更有效，因此以往多数治疗依靠临床医生经验选择[5]。

住院期间进一步评估相关危险因素，对该患者进行血糖、血脂、肿瘤指标、血同型半胱氨酸等检验，同时完善超声心动图、动态心电图、24 小时动态血压监测等检查项目。上述检验检查均未见明显异常。针对患者应激血压偏高，考虑患者处于脑梗死急性期，且合并颈动脉重度狭窄，并未予以降压治疗。

（2）青年卒中二级预防措施

现有卒中指南中并没有针对青年卒中专门的指导性意见，青年卒中二级预防可遵循现有的指南，应针对病因决定二级预防方式。针对该患者病情，制定以下二级预防措施：①坚持服用抗血小板、调脂稳定斑块等药物；②养成良好的生活习惯，强调健康的行为。颈动脉夹层是年轻人发生脑卒中的重要原因，介入干预可以有效预防破裂出血或血栓形成发展的缺血性卒中。患者出院1月余后复诊，右侧颈内动脉C1段夹层样改变合并管腔重度狭窄，行颈内动脉支架置入术，术后随访至今未再发脑血管病事件。

（张　贺）

参考文献

[1] KITTNER SJ，MCCARTER RJ，SHERWIN RW，et al. Black-white differences in stroke risk among young adults [J] .Stroke. 1993，24（12 Suppl）：I13-5.

[2] WIACEK M，KACZOWSKI R，HOMA J，et al. Single center experience of stent retriever thrombectomy in acute ischemic stroke [J] . Neurol Neurochir Pol，2017，51（1）：12-18.

[3] BARDON M，HANSON J，O'BRIEN B，et al. Calcified cerebral emboli：Incidence and implications [J] . J Med Imaging Radiat Oncol，2018，17（4）：2314-2326.

[4] 中华医学会神经病学分会，中华医学会神经病学分会脑血管病学组 . 中国急性缺血性脑卒中诊治指南 2018 [J] . 中华神经科杂志，2018，51（9）：666-682.

[5] FURIE K L，JAYARAMAN M V . 2018 Guidelines for the Early Management of Patients With Acute Ischemic Stroke [J] . Stroke，2018，49（3）：509-510.

病例5　小血管闭塞型卒中静脉溶栓

一、病史介绍

患者，女性，55岁，因“发作性右上肢麻木无力99分钟”入院。

患者99分钟前在家中起床喝水时出现右侧上肢麻木无力，右手持物不稳，右下肢尚有力，余无不适，症状约持续20分钟后自行缓解；39分钟前上述症状再次发作，急来我院就诊，查头颅CT显示未见出血性改变（图8-22）。急诊以“短暂性脑缺血发作”收入我科。

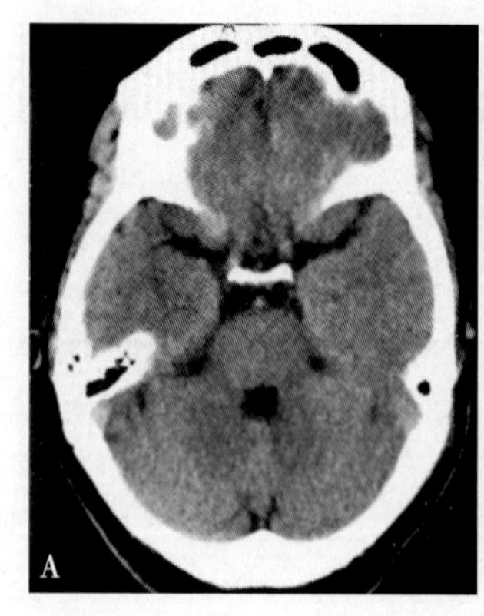

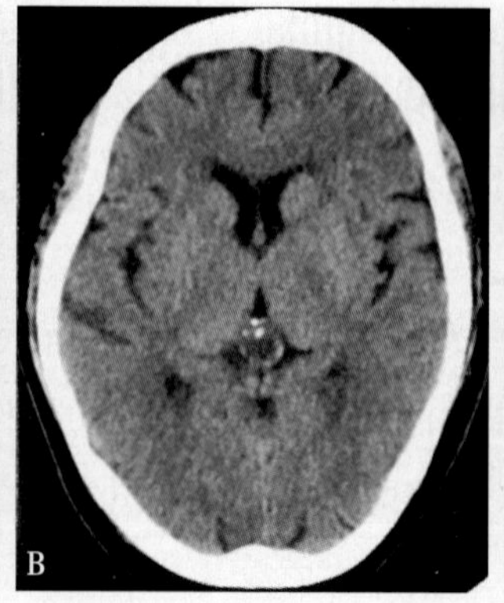

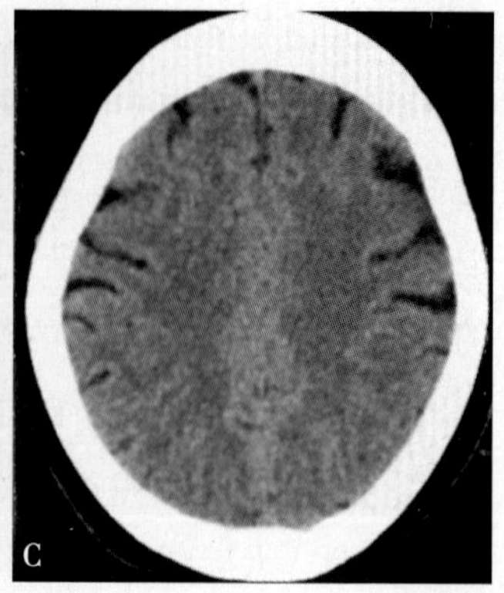

图 8-22　头颅 CT 平扫

A~C. 头颅 CT 平扫未见明显异常，ASPECTS 评分 10 分。

既往有高血压病史 13 年，血压最高达 180/110mmHg，现口服厄贝沙坦片 0.15g，1 次 / 天，苯磺酸氨氯地平片 5mg，1 次 / 天，血压控制尚可；左侧面神经炎病史 2 年，遗留左眼睑闭合不全，口角右歪；心肌缺血病史 5 年，近期未诉胸闷、胸痛不适。

入科查体：体温（T）：36.4℃；脉搏（P）：63 次 / 分；呼吸（R）：17 次 / 分；血压（BP）：146/93mmHg（左侧）；血压（BP）：148/97mmHg（右侧）。内科查体阴性；神经系统查体：意识清醒、言语流利；双侧瞳孔等大等圆，直径 3.0mm，对光反射灵敏，左侧额纹变浅，左鼻唇沟变浅，伸舌居中，咽反射存在；四肢肌力、肌张力正常，深浅感觉正常，共济运动协调，病理征未引出，脑膜刺激征阴性。

考虑诊断：短暂性脑缺血发作（TIA）。

二、诊疗经过

患者入院后给予抗血小板聚集、稳定斑块及改善脑循环治疗，同时查头颅 MRI（图 8-23）未见梗死病灶，头颅 MRA 未见大动脉闭塞。患者 20：48 左右再次出现右上肢麻木、右侧肢体无力，持续不缓解。查体 BP 145/80mmHg，神经系统检查：意识清醒、言语流利；双侧瞳孔等大等圆，直径 3.0mm，对光反射灵敏，左侧额纹变浅，左鼻唇沟变浅，咽反射存在；四肢肌张力正常，右上肢肌力 IV+，右下肢肌力 V- 级，右侧病理征阳性，左侧病理征未引出，右

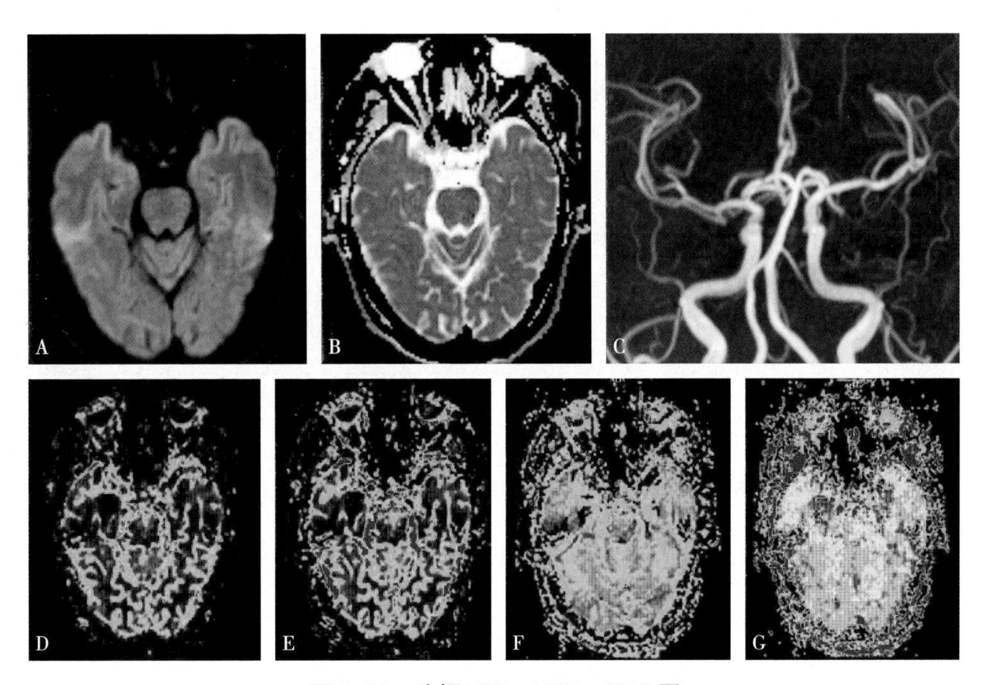

图 8-23　头颅 MRI，MRA，PWI 图

A~B. 无新鲜梗死灶；C. 头颅 MRA 未见明显大血管狭窄或者闭塞；D~G.PWI 序列未见明显异常。

上肢浅感觉减退，右侧共济运动欠协调。NIHSS 评分 3 分，改良 Rankin 量表（MRS）评分 0，洼田饮水试验 1 级。

诊断思路：①患者中年女性，急性起病，表现为“发作性右上肢麻木无力 99 分钟”，症状再次发作，持续不缓解；②既往有高血压病史；③查体：左鼻唇沟变浅；右上肢肌力 Ⅳ+，右下肢肌力 V- 级，右侧病理征阳性，右上肢浅感觉减退，右侧共济运动欠协调；④头颅 CT 排除脑出血。故修正诊断：①脑梗死（小动脉闭塞性）；②高血压病 3 级（极高危）。

21∶19 给予阿替普酶注射液 36mg（60kg）静脉溶栓治疗；溶栓后 NIHSS 评分 3 分。第二天早晨 07∶30 患者出现肢体无力及言语不利加重，不能独立行走。神经系统检查：意识清醒、言语流利；右上肢肌力Ⅳ-，右下肢肌力Ⅲ+级，右侧浅感觉减退，右侧共济运动不能配合，右侧病理征阳性。NIHSS 评分 5 分。予以急查头部磁共振（图 8-24）提示脑桥左侧急性梗死，给予替罗非班注射液 8ml/h 持续泵入 24h，患者症状逐渐好转。12 天后患者症状完全恢复，出院 NIHSS 评分 0 分。

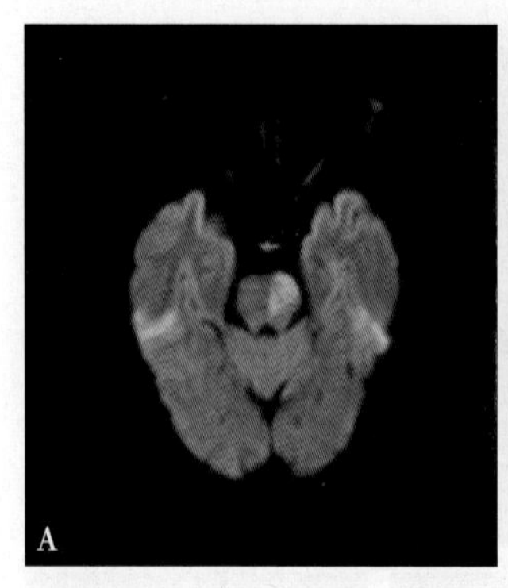

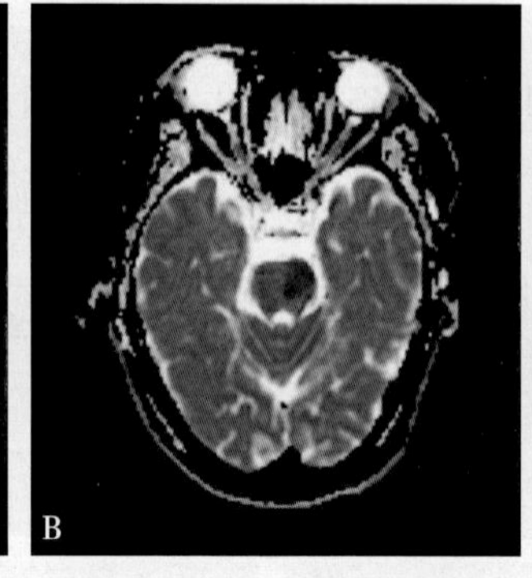

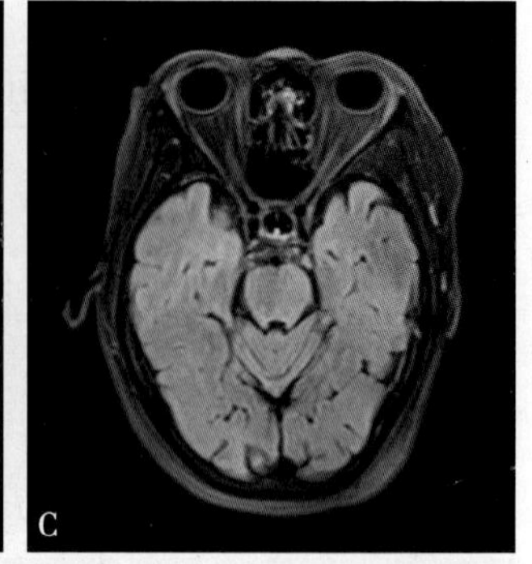

图 8-24　头颅 MRI 扫描

A~C. 头颅 MRI 扫描提示脑桥左侧急性梗死。

三、处理要点及经验分析

1. 卒中预警综合征处理原则

本病例中患者开始以 TIA 入科，治疗过程症状再次发作。患者短时间内频繁、刻板地脑缺血发作，症状出现一侧面部、上肢及下肢的运动和（或）感觉功能障碍，但无皮质功能受累表现，考虑为卒中预警综合征（Stroke Warning Syndrome，SWS）。其进展为永久性缺血性脑卒中风险高，且临床预后不良[1]，且一旦进展加重后治疗非常棘手。陈淑媛等[2]研究发现，TIA 患者在早期进行静脉溶栓治疗可以较大程度降低发作频率，降低急性缺血性脑卒中风险，尤其是高危患者疗效更为显著，并认为与静脉溶栓治疗能溶解闭塞血管的微血栓有关。患者住院过程中症状加重后立即与家属沟通，经同意后给予阿替普酶（0.6mg/kg）静脉溶栓治疗。一项主要涉及亚洲急性缺血性卒中患者的研究表明，在 90 天死亡和残疾方面，未显示低剂量阿替普酶与标准剂量阿替普酶的非劣效性，但低剂量阿替普酶组有症状的颅内出血明显减少[3]。患者在溶栓后第二天出现症状进展，复查头颅 CT 未见颅内出血，随后给予替罗非班注射液持续泵入 24h，同时给予对症序贯治疗后患者症状逐渐好转至完全消失。对于小动脉闭塞型的进展性卒中患者，使用替罗非班 0.4μg/（kg・min）静脉输注 30min，然后连续静脉输注 0.1μg/（kg・min）维持至少 24h 是合理的（Ⅱb 级推荐，B 级证据）[4]。

2. 小血管闭塞性急性脑梗死静脉溶栓分析

一直以来，AIS 患者基线 NIHSS 评分的高低都意味着患者病情的轻重。国内一项研究显示，接受溶栓患者的大动脉粥样硬化型（34.72%）和心源性栓塞型（35.42%）约占所有病例数的 70.14%，可能与大动脉粥样硬化型及心源性栓塞型患者起病突然、发病时间比较容易确定、临床症状相对较重、易被发现，因此容易得到溶栓治疗有关[5]。大多数小血管闭塞性 AIS 患者由于基线 NIHSS 评分低，临床医师在选择治疗时又易受到国内外指南的影响而放弃静脉溶栓治疗。然而，有相当一部分进展性脑卒中为小动脉穿支病变，小动脉闭塞亚型多累及深部神经束，当血流动力学不稳定诱发非梗死核心区低灌注，尤其是累及皮质脊髓束时则可引起卒中进展[6]。因此，《急性缺血性卒中静脉溶栓中国卒中学会科学声明》针对关于重症卒中或轻型卒中、快速缓解卒中的推荐指出：对于轻型致残性 AIS 患者，建议发病 3h 内静脉 rt-PA 治疗（Ⅰ类推荐，A 级证据）；对于轻型非致残性 AIS 患者，发病 3h 内可选择静脉 rt-PA 治疗（Ⅱb 类推荐，C 级证据）[7]。

3. 住院期间诊疗方案

予以阿司匹林肠溶片 + 氯吡格雷片抗血小板聚集、他汀类调脂稳定斑块治疗，同时予以改善侧支循环、清除氧自由基等治疗。为进一步评估血管危险因素，对该患者进行血糖、血脂、肿瘤指标、血同型半胱氨酸等检验，同时完善颈动脉椎动脉彩超、超声心动图、动态心电图、24 小时动态血压监测、下肢静脉彩超等检查项目。检查发现：患者血脂偏高（低密度脂蛋白胆固醇 3.88mmol/L）；颈动脉彩超显示双侧颈动脉内中膜增厚。继续予以抗血小板药物和他汀类药物治疗；患者处于脑梗死急性期，结合患者目前的血压情况，暂时不予以降压治疗。出院时制定以下二级预防措施：①维持长期服用抗血小板、调脂稳定斑块等药物；②监测并控制血压；③调整生活方式：低盐低脂饮食，适量运动等。

结合本病例，卒中预警综合征有较高进展为急性脑梗死的风险，同时小动脉闭塞性、基线 NIHSS 评分低的脑卒中急性期治疗，时间窗内静脉溶栓治疗依然是首选方案；对于穿支动脉闭塞脑梗死进展使用替罗非班注射液治疗可有效降低致死率和致残率。

（李　琳　王润青）

参考文献

[1] 沈芳，邢鹏飞，黄石仁，等. 阿替普酶静脉溶栓治疗卒中预警综合征 11 例临床分析 [J]. 第二军医大学学报，2018，39（9）：1019-1022.

[2] 陈淑媛，王新平，王世民，等. 以 TIA 为临床表现的急性脑梗死溶栓观察 [J]. 中风与神经疾病，2014，31：236-239.

[3] C.S. ANDERSON，T. ROBINSON，R.I. LINDLEY，et，al. Low-Dose versus Standard-Dose Intravenous Alteplasein Acute Ischemic Stroke [J]. The new england journal of medicine，2016，374（24）：2316-2323.

[4] 中国卒中学会，中国卒中学会神经介入分会，中华预防医学会卒中预防与控制专业委员会介入学组. 替罗非班在动脉粥样硬化性脑血管疾病中的临床应用专家共识 [J]. 中国卒中杂志，2019，14（10）：1034-1044.

[5] 李晓波，黄敏，陈蓓蕾，等. 急性脑梗死患者 rt-PA 静脉溶栓的临床疗效及相关影响因素分析 [J]. 南通大学学报（医学版），2014：34（6）：478-481.

[6] 侯兵兵，张本平，毛森林，等. 进展性卒中危险因素的研究现状 [J]. 临床神经病学杂志，2020，33（2）：146-151.

[7] 中国卒中学会科学声明专家组. 急性缺血性卒中静脉溶栓中国卒中学会科学声明 [J]. 中国卒中杂志，2017，12（3）：267-284.